毎日 コツコツ！ スピードトレーニング

看護学生のための
5分間テスト

老年
看護学

40

レベルアップテスト

編集 ● SENKOSHA メディカルドリル編集部

SENKOSHA

看護学生のための5分間テスト 老年看護学 レベルアップテスト40

CONTENTS

活用方法・学習の進め方

① 小テストとして！

1回5分の小テストとしてご活用ください。第1回から順番にやらなくても〇Kです。

ランダムにこなすことで、抜き打ちの小テストとして活用できます。

② 宿題・課題として！

コンパクトなボリュームですので、毎日継続的に取り組むために最適です。日々の宿題や休み

期間中の課題としても活用できます。

③ 試験対策として！

本書は看護師国家試験の頻出問題も多く収載しています。毎日コツコツ取り組むことで、

少しずつ試験を意識した学習習慣が身につきます。

	実施日	正解		実施日	正解		実施日	正解
第1回	/	14問中　問	第15回	/	14問中　問	第29回	/	14問中　問
第2回	/	14問中　問	第16回	/	14問中　問	第30回	/	14問中　問
第3回	/	14問中　問	第17回	/	14問中　問	第31回	/	14問中　問
第4回	/	14問中　問	第18回	/	14問中　問	第32回	/	14問中　問
第5回	/	14問中　問	第19回	/	14問中　問	第33回	/	14問中　問
第6回	/	14問中　問	第20回	/	14問中　問	第34回	/	14問中　問
第7回	/	14問中　問	第21回	/	14問中　問	第35回	/	14問中　問
第8回	/	14問中　問	第22回	/	14問中　問	第36回	/	14問中　問
第9回	/	14問中　問	第23回	/	14問中　問	第37回	/	14問中　問
第10回	/	14問中　問	第24回	/	14問中　問	第38回	/	14問中　問
第11回	/	14問中　問	第25回	/	14問中　問	第39回	/	14問中　問
第12回	/	14問中　問	第26回	/	14問中　問	第40回	/	14問中　問
第13回	/	14問中　問	第27回	/	14問中　問			
第14回	/	14問中　問	第28回	/	14問中　問			

第1回　老年期の成熟と発達

実施日　　月　　日

正解：　／14問

制限時間 5分

1 文章を読み、正しいものには○、誤っているものには×を書きなさい。

（1）老年期はすべての面で成熟や発達が止まる時期である。　解答＿＿＿＿＿＿＿＿＿＿＿

（2）レビンソンは、老年期を70歳以上とした。　解答＿＿＿＿＿＿＿＿＿＿＿

（3）ハヴィガーストは、老年期では死の拒絶が大切であるとした。　解答＿＿＿＿＿＿＿＿＿＿＿

（4）地域活動の主たる責任者になることが老年期の課題である。　解答＿＿＿＿＿＿＿＿＿＿＿

（5）知能は、老年期においても発達することがある。　解答＿＿＿＿＿＿＿＿＿＿＿

2 文中の空欄に当てはまる語句・数字を書きなさい。

（1）エリクソンによると老年期は人生段階の［　　　　　　　　　］段階目である。

（2）エリクソンは老年期の心理社会的葛藤を統合対［　　　　　　　　　］とした。

（3）ペックは老年期の危機を［　　　　　　　　　］つ示した。

（4）ペックは老年期の心理的課題の1つとして［　　　　　　　　　］の分化を挙げた。

（5）引退と［　　　　　　　　　］の減少への適応は老年期の課題といえる。

3 つぎの設問に答えなさい。

（1）エリクソンが老年期の課題を克服したときに獲得できるとしたのはどれか。

　　　1．希望

　　　2．英知

　　　3．愛

　　　4．世話　　　　　　　　　　　　　　　　　解答＿＿＿＿＿＿＿＿＿＿＿＿

（2）ハヴィガーストの老年期における発達課題として誤っているのはどれか。

　　　1．配偶者の死に適応する。

　　　2．異世代の人と親密な関係を結ぶ。

　　　3．満足のいく住宅を手に入れる。

　　　4．体力と健康の衰退に適応する。　　　　　解答＿＿＿＿＿＿＿＿＿＿＿＿

（3）老年期の発達課題で正しいのはどれか。

　　　1．大人の余暇活動を充実する。

　　　2．経済的な独立について自信をもつ。

　　　3．家庭を管理する。

　　　4．社会的な義務を引き受ける。　　　　　　解答＿＿＿＿＿＿＿＿＿＿＿＿

（4）老年期における「回想」の重要性を述べた人物はどれか。

　　　1．バトラー

　　　2．レビンソン

　　　3．エリクソン

　　　4．ニューマン　　　　　　　　　　　　　　解答＿＿＿＿＿＿＿＿＿＿＿＿

第**2**回　## 老年看護の実践と理論

実施日　　月　　日

正解：　／**14**問

制限時間 **5**分

1 文章を読み、正しいものには○、誤っているものには×を書きなさい。

（1）ストレングスモデルでは患者の弱点をなくそうと
はたらきかける。

解答＿＿＿＿＿＿＿＿＿＿

（2）高齢者それぞれの価値観や信条に合わせた看護が
必要である。

解答＿＿＿＿＿＿＿＿＿＿

（3）老年看護では、高齢者自身よりも家族の意思を
優先すべきである。

解答＿＿＿＿＿＿＿＿＿＿

（4）高齢者の生活史を聴取する場合には、家族の承諾を
必須とする。

解答＿＿＿＿＿＿＿＿＿＿

（5）高齢者の生活史の聴取の際、事実とは異なる部分は
修正する。

解答＿＿＿＿＿＿＿＿＿＿

2 文中の空欄に当てはまる語句を書きなさい。

（1）快適さのニードを満たす必要性を説いたのが ［　　　　　　　　　］ 理論で
ある。

（2）活動理論に対峙するように提唱される理論が ［　　　　　　　　　］ 理論で
ある。

（3）権限移譲と訳される、潜在能力を信じ生かす考え方を ［　　　　　　　　　　　　　］
という。

（4）高齢者が晩年期を全うするためのケアを ［　　　　　　　　］ ライフケア
という。

（5）人は一生を通して発達し続けるとする考え方が ［　　　　　　　　　］ 発達
理論である。

3 つぎの設問に答えなさい。

（1）活動理論についての説明で正しいものはどれか。

　　1．健康上の理由で自分の活動をゆずらないほうがよい。

　　2．老年期でも若いころからの活動を続けるのがよい。

　　3．老年期はなるべく屋内で活動をすべきである。

　　4．高齢者は社会活動から引退すべきである。　　　　解答＿＿＿＿＿＿＿＿＿＿

（2）つぎのうち、高齢者のストレングスに含まれないものはどれか。

　　1．病気

　　2．願望

　　3．能力

　　4．資源　　　　　　　　　　　　　　　　　　　　解答＿＿＿＿＿＿＿＿＿＿

（3）ストレングスモデルを開発した人物はどれか。

　　1．S.L. フィンク

　　2．D.E. オレム

　　3．C.A. ラップ

　　4．A.H. マズロー　　　　　　　　　　　　　　　解答＿＿＿＿＿＿＿＿＿＿

（4）サクセスフルエイジングの概念として最も適切なものはどれか。

　　1．高齢者がそれぞれ幸福な老後を送り、よい人生を全うする。

　　2．高い収入を得ることで老後も安心して生活できる。

　　3．社会的に高い地位を得た高齢者が地域の中心を担うべきだ。

　　4．病気や障害があっても社会で成功できる。　　　解答＿＿＿＿＿＿＿＿＿＿

第**3**回 高齢者と高齢社会

実施日　　月　　日

正解：　／ 14 問

制限時間 **5**分

1 文章を読み、正しいものには○、誤っているものには×を書きなさい。

（１）高齢者の定義は時代によって変わる。　　　　　　　　解答＿＿＿＿＿＿＿＿

（２）わが国の高齢化速度は世界と比較して遅い。　　　　　解答＿＿＿＿＿＿＿＿

（３）現在、老年人口は女性の方が多い。　　　　　　　　　解答＿＿＿＿＿＿＿＿

（４）乳児死亡率の低下は平均寿命を下げる。　　　　　　　解答＿＿＿＿＿＿＿＿

（５）近年では女性に比べ男性の高齢化が著しい。　　　　　解答＿＿＿＿＿＿＿＿

2 文中の空欄に当てはまる語句・数字を書きなさい。

（１）わが国では ［　　　　　　　　　　　　］歳以上を高齢者とよぶ。

（２）わが国では 75 歳以上の高齢者を ［　　　　　　　　　　　　］高齢者としている。

（３）高齢化率が７％以上の社会を ［　　　　　　　　　　　　］社会という。

（４）高齢化率が 14％以上の社会を ［　　　　　　　　　　　　］社会という。

（５）人口に占める ［　　　　　　　　　　　　］歳以上の人口を老年人口という。

3 つぎの設問に答えなさい。

（1）2019年（令和元年）におけるわが国の平均寿命についての説明で誤っているものはどれか。

1．世界的にみて最高レベルにある。
2．その年に亡くなった高齢者の平均年齢を表す。
3．男女とも80歳を超えている。
4．男性よりも女性の方が高い。　　　　　　　　解答＿＿＿＿＿＿＿＿＿＿

（2）2019年（令和元年））のわが国の高齢化率はどれか。

1．20.2％
2．23.0％
3．26.6％
4．27.7％　　　　　　　　　　　　　　　　　　解答＿＿＿＿＿＿＿＿＿＿

（3）わが国の高齢社会についての説明で誤っているものはどれか。

1．令和元年において100歳以上の高齢者が7万人以上いる。
2．老年人口比率の変化には、出生数の低下が関連している。
3．近年の傾向では、前期高齢者より後期高齢者の増加が著しい。
4．現在、生活保護を受ける世帯のうち、約3割が高齢者世帯である。

　　　　　　　　　　　　　　　　　　　　　　　解答＿＿＿＿＿＿＿＿＿＿

（4）2019年（令和元年）における高齢者のいる世帯についての説明で正しいものはどれか。

1．最も多いのは夫婦のみの世帯である。
2．単独世帯と夫婦のみの世帯で4割近くを占める。
3．全世帯数に占める割合は25％ほどである。
4．三世代世帯は親と未婚の子のみの世帯を上回る。　解答＿＿＿＿＿＿＿＿＿＿

第4回 高齢者の健康状況・死亡

実施日　　月　　日

正解：　　／14問

制限時間 5分

1 文章を読み、正しいものには○、誤っているものには×を書きなさい。

※（1）～（5）、（9）は2019年（令和元年）の国民生活基礎調査による。

（1）高齢者の有訴者率は、年齢が上がるほどに低くなる。　解答＿＿＿＿＿＿＿

（2）外来受療率は、成人期に比べ老年期で上昇する。　解答＿＿＿＿＿＿＿

（3）通院者率は、高齢になるにつれて上昇する。　解答＿＿＿＿＿＿＿

（4）通院者率は、前期高齢者に比べ後期高齢者で低くなる。　解答＿＿＿＿＿＿＿

（5）健診を受ける割合は、成人期に比べ老年期で上昇する。　解答＿＿＿＿＿＿＿

（6）2017年の患者調査において、入院患者のおよそ７割は65歳以上の高齢者である。　解答＿＿＿＿＿＿＿

（7）2017年の患者調査において、外来患者のうち、65歳以上の高齢者の割合はおよそ８割である。　解答＿＿＿＿＿＿＿

（8）近年では、自宅よりも病院で亡くなる高齢者の方が多い。　解答＿＿＿＿＿＿＿

（9）95歳以上の高齢者では、老衰が死因の第１位となる。　解答＿＿＿＿＿＿＿

（10）老年期に入ると自殺死亡率は急激に低下する。　解答＿＿＿＿＿＿＿

2 つぎの設問に答えなさい。 ※(1)、(2)、(4)は2019年(令和元年)の国民生活基礎調査による。

（1）65歳以上の有訴者率について誤っているものはどれか。

　　1．後期高齢者の半数近くが有訴者といえる。

　　2．男性よりも女性の方が高い。

　　3．成人期に比べて高い。

　　4．80歳を超えると急激に低下する。　　　　解答＿＿＿＿＿＿＿＿

（2）高齢者の訴える自覚症状のうち、男女とも最も多いのはどれか。

　　1．難聴

　　2．腰痛

　　3．もの忘れ

　　4．手足の関節の痛み　　　　解答＿＿＿＿＿＿＿＿

（3）2018年（平成30年）において、65～69歳の高齢者の死因として最も多いのはどれか。

　　1．心疾患

　　2．悪性新生物

　　3．脳血管疾患

　　4．肺炎　　　　解答＿＿＿＿＿＿＿＿

（4）75歳以上の高齢者で最も多い不慮の事故死の死因はどれか。

　　1．交通事故

　　2．溺死及び溺水

　　3．転倒・転落・墜落

　　4．窒息　　　　解答＿＿＿＿＿＿＿＿

第5回 老年期の変化と特徴

実施日　　月　　日

正解：　／14問

制限時間 5分

1 文章を読み、正しいものには○、誤っているものには×を書きなさい。

（1）老化の程度は個人差が大きい。　　　　　　　解答＿＿＿＿＿＿＿＿＿

（2）老化には生活習慣が影響する。　　　　　　　解答＿＿＿＿＿＿＿＿＿

（3）老年期では、ストレス耐性が高まる。　　　　解答＿＿＿＿＿＿＿＿＿

（4）結晶性知能は、老年期でも加齢による低下が
　　　起こりにくい。　　　　　　　　　　　　　解答＿＿＿＿＿＿＿＿＿

（5）ストレーラーは老化の原則を4つ示した。　　解答＿＿＿＿＿＿＿＿＿

（6）老化が遺伝子に組み込まれているとする説を
　　　プログラム説という。　　　　　　　　　　解答＿＿＿＿＿＿＿＿＿

（7）加齢により、身体の回復力は低下する傾向がある。　解答＿＿＿＿＿＿＿＿＿

（8）老年期では、病状の急変は起こりにくい。　　解答＿＿＿＿＿＿＿＿＿

（9）高齢者では、薬物の作用や副作用が現れにくい。　解答＿＿＿＿＿＿＿＿＿

（10）各器官の機能により、老化の速度は異なる。　解答＿＿＿＿＿＿＿＿＿

2 つぎの設問に答えなさい。

（1）ストレーラーが示した老化の原則に当てはまるのはどれか。

　　1．特殊性

　　2．可逆性

　　3．有害性

　　4．個別性　　　　　　　　　　　　　　　　　　解答＿＿＿＿＿＿＿＿＿＿

（2）老年期の加齢による変化で誤っているものはどれか。

　　1．合併症が起こりやすい。

　　2．脱水を起こしやすい。

　　3．免疫力は低下する。

　　4．典型的な症状や経過を示す。　　　　　　　　解答＿＿＿＿＿＿＿＿＿＿

（3）つぎのうち、流動性知能ではないものはどれか。

　　1．携帯電話に電話番号を登録する。

　　2．消費税の計算をする。

　　3．言葉を流暢に話す。

　　4．新聞を読む。　　　　　　　　　　　　　　　解答＿＿＿＿＿＿＿＿＿＿

（4）つぎのうち、加齢により最も衰えやすい機能はどれか。

　　1．短期記憶

　　2．言葉の理解

　　3．洞察力

　　4．判断力　　　　　　　　　　　　　　　　　　解答＿＿＿＿＿＿＿＿＿＿

第6回 身体の加齢変化① 皮膚

実施日　　月　　日

正解：／14問

制限時間 5分

1 文章を読み、正しいものには○、誤っているものには×を書きなさい。

（1）高齢者は皮膚の新陳代謝が低下する。　　解答

（2）光老化は、加齢による生理的老化である。　　解答

（3）老年期では、加齢に伴い発汗が多くなる。　　解答

（4）高齢者は、皮脂の分泌が生理的に減少する。　　解答

（5）老年期には、加齢により皮下脂肪は減少する。　　解答

（6）加齢により、爪の伸びは早くなる。　　解答

（7）高齢者の爪に現れる縦条は、加齢による生理的変化である。　　解答

（8）アポクリン汗腺の機能は加齢によって変化しない。　　解答

（9）触覚の感受性は加齢により低下する。　　解答

（10）高齢者は、温度に対する感覚が鈍くなる。　　解答

2 つぎの設問に答えなさい。

（１）皮膚の加齢により老年期に低下（減少）しないものはどれか。

1．痛みの閾値

2．体温の調節機能

3．真皮に分布する血管の数

4．皮膚の弾力性　　　　　　　　　　　　　解答＿＿＿＿＿＿＿＿＿＿

（２）老年期の皮膚のバリア機能低下に関与するのはどれか。

1．マイスネル小体

2．ランゲルハンス細胞

3．クッパ―細胞

4．ライディッヒ細胞　　　　　　　　　　　解答＿＿＿＿＿＿＿＿＿＿

（３）メラノサイトの減少により起こる加齢変化はどれか。

1．ドライスキン

2．うつ

3．肌のしみ

4．表皮剥離　　　　　　　　　　　　　　　解答＿＿＿＿＿＿＿＿＿＿

（４）つぎの説明で誤っているものはどれか。

1．若年者に比べ、高齢者の皮膚は薄い。

2．老年期では皮膚のターンオーバーが短くなる。

3．若い頃に比べて老年期では皮膚の乾燥がみられる。

4．加齢により創傷の治癒までの時間は延長する。　　解答＿＿＿＿＿＿＿＿＿＿

第7回 身体の加齢変化② 感覚器

| 実施日 | 月 | 日 |

正解：　　／14問　　制限時間 5分

1 文章を読み、正しいものには○、誤っているものには×を書きなさい。

（1）明暗順応の時間は、加齢によって短くなる。　　解答 ＿＿＿＿＿＿＿

（2）老視では近くを見ることが困難になる。　　解答 ＿＿＿＿＿＿＿

（3）赤に比べ、青や黄の表示は高齢者でも見落としにくい。　　解答 ＿＿＿＿＿＿＿

（4）羞明は、老人性白内障の主症状の一つである。　　解答 ＿＿＿＿＿＿＿

（5）加齢黄斑変性では視力低下がみられる。　　解答 ＿＿＿＿＿＿＿

（6）加齢黄斑変性は、多くは両眼で同時に進行する。　　解答 ＿＿＿＿＿＿＿

（7）老年期でも音の弁別能力は低下しない。　　解答 ＿＿＿＿＿＿＿

（8）加齢による半規管の機能低下はめまいの原因となる。　　解答 ＿＿＿＿＿＿＿

（9）老化に従い、嗅覚の閾値は上昇する。　　解答 ＿＿＿＿＿＿＿

（10）味覚は加齢によって低下することはない。　　解答 ＿＿＿＿＿＿＿

2 つぎの設問に答えなさい。

（1）老年期の視野狭窄の理由として誤っているものはどれか。

　　1．眼瞼下垂

　　2．網膜を構成する神経細胞の減少

　　3．水晶体の弾力低下

　　4．網膜から大脳につながる視覚伝導路の機能低下　　　解答＿＿＿＿＿＿＿＿＿

（2）老人性白内障の原因となるのはどれか。

　　1．虹彩の弾力性の低下

　　2．毛様体筋の緊張性の低下

　　3．錐状体細胞の感度の低下

　　4．水晶体の混濁　　　解答＿＿＿＿＿＿＿＿＿

（3）老人性難聴の説明で正しいものはどれか。

　　1．感音性難聴に分類される。

　　2．聴力低下は低音域から始まる。

　　3．左右非対称の聴力の低下がみられる。

　　4．耳垢を除去することで改善される。　　　解答＿＿＿＿＿＿＿＿＿

（4）高齢者への情報伝達方法として適切でないものはどれか。

　　1．なるべくゆっくりと話す。

　　2．静かな環境で話す。

　　3．身振りなどを交えないで話す。

　　4．少し低めの声で話す。　　　解答＿＿＿＿＿＿＿＿＿

第8回 身体の加齢変化③ 呼吸・循環

実施日　　月　　日

正解：／14問

制限時間 5分

1 文章を読み、正しいものには○、誤っているものには×を書きなさい。

（1）老年期では加齢によって肺毛細血管が減少する。　解答＿＿＿＿＿＿

（2）老年期の加齢変化により肺の弾性は低下する。　解答＿＿＿＿＿＿

（3）高齢者は気道の線毛運動亢進により術後肺合併症を
発症しやすい。　解答＿＿＿＿＿＿

（4）高齢者では、加齢により咽頭反射が減退する。　解答＿＿＿＿＿＿

（5）痰喀出力の低下は、老年期の加齢変化の1つである。　解答＿＿＿＿＿＿

（6）加齢により、心拍数は増加する。　解答＿＿＿＿＿＿

（7）加齢変化として、拡張期血圧は低下する。　解答＿＿＿＿＿＿

（8）高齢者では左心室壁が萎縮して薄くなる。　解答＿＿＿＿＿＿

（9）老年期の加齢変化で心筋の弾性線維は減少する。　解答＿＿＿＿＿＿

（10）動脈の粥状硬化は、加齢による生理的変化である。　解答＿＿＿＿＿＿

2 つぎの設問に答えなさい。

（１）加齢変化により、高齢者で増加するのはどれか。

　　　１．残気量

　　　２．肺活量

　　　３．予備吸気量

　　　４．予備呼気量　　　　　　　　　　　　　解答 _____

（２）加齢による生理的な低下がみられないものはどれか。

　　　１．１秒量

　　　２．動脈血酸素分圧

　　　３．気道クリアランス

　　　４．１回換気量　　　　　　　　　　　　　解答 _____

（３）加齢変化により、高齢者で低下するのはどれか。

　　　１．末梢血管抵抗

　　　２．脈圧

　　　３．収縮期血圧

　　　４．運動時の心拍出量　　　　　　　　　　解答 _____

（４）循環器の加齢による生理的変化で誤っているものはどれか。

　　　１．刺激伝導系の細胞数は減少する。

　　　２．圧受容器の感度は低下する。

　　　３．心臓の重さは著しく減少する。

　　　４．動脈壁は厚くなる。　　　　　　　　　解答 _____

第**9**回	**身体の加齢変化④** **咀嚼・嚥下・消化・吸収**	実施日　　月　　日 正解：　　／14 問	制限 時間 **5**分

1 文章を読み、正しいものには○、誤っているものには×を書きなさい。

（1）老年期では、唾液の分泌量は増加する。　　　　　　　　　　解答＿＿＿＿＿＿＿

（2）加齢により、嚥下反射の閾値は上昇する。　　　　　　　　　解答＿＿＿＿＿＿＿

（3）老年期には、舌や舌骨の挙上がみられる。　　　　　　　　　解答＿＿＿＿＿＿＿

（4）老年期では、加齢により食道の蠕動運動が低下する。　　　　解答＿＿＿＿＿＿＿

（5）老年期では加齢により食道入口部の開大が円滑になる。　　　解答＿＿＿＿＿＿＿

（6）加齢により、食塊の胃内の貯留時間は短縮する。　　　　　　解答＿＿＿＿＿＿＿

（7）小腸の蠕動運動は老年期でも衰えない。　　　　　　　　　　解答＿＿＿＿＿＿＿

（8）高齢者は大腸の蠕動運動が亢進することで便秘に
　　　なりやすい。　　　　　　　　　　　　　　　　　　　　解答＿＿＿＿＿＿＿

（9）肝臓の萎縮は、老年期における病的老化である。　　　　　　解答＿＿＿＿＿＿＿

（10）膵液の分泌は、生理的な老化により減少する。　　　　　　解答＿＿＿＿＿＿＿

2 つぎの設問に答えなさい。

（1）老年期に咀嚼機能が衰える理由として誤っているものはどれか。

　　 1．歯の欠損

　　 2．咀嚼筋の筋力低下

　　 3．舌の運動機能の低下

　　 4．唾液の粘稠度の低下　　　　　　　　　　　解答＿＿＿＿＿＿＿＿＿＿＿

（2）高齢者に胃食道逆流症が起きやすい理由として正しいのはどれか。

　　 1．咽頭反射の低下

　　 2．円背

　　 3．腹圧の低下

　　 4．舌筋の機能低下　　　　　　　　　　　　　解答＿＿＿＿＿＿＿＿＿＿＿

（3）機能低下により高齢者の誤嚥の原因となる器官はどれか。

　　 1．下部食道括約筋

　　 2．胃底腺

　　 3．幽門括約筋

　　 4．喉頭蓋　　　　　　　　　　　　　　　　　解答＿＿＿＿＿＿＿＿＿＿＿

（4）胃の加齢変化として誤っているものはどれか。

　　 1．胃酸分泌の増加

　　 2．ガストリン分泌の低下

　　 3．胃の弾力性低下

　　 4．ビタミン吸収能力の低下　　　　　　　　　解答＿＿＿＿＿＿＿＿＿＿＿

第**10**回

身体の加齢変化⑤
泌尿器・生殖器

実施日　　月　　日

正解：　　／ **14** 問

制限時間 **5**分

1 文章を読み、正しいものには○、誤っているものには×を書きなさい。

（1）老年期では、尿の濃縮能が低下する。

解答＿＿＿＿＿＿＿＿

（2）尿道括約筋の緊張が高まり、老年期の尿失禁を
引き起こす。

解答＿＿＿＿＿＿＿＿

（3）高齢者の腹圧性尿失禁は、男性に比べて女性で
起こりやすい。

解答＿＿＿＿＿＿＿＿

（4）老年期では、バソプレシンへの感受性が高まる。

解答＿＿＿＿＿＿＿＿

（5）女性の生殖機能は老年期においても失われない。

解答＿＿＿＿＿＿＿＿

（6）高齢女性では、加齢に伴う子宮の肥大がみられる。

解答＿＿＿＿＿＿＿＿

（7）老化による膣内の酸性化が老人性膣炎を引き起こす。

解答＿＿＿＿＿＿＿＿

（8）老年期の女性ではエストロゲンの分泌が減少する。

解答＿＿＿＿＿＿＿＿

（9）白色帯下は、老人性膣炎の特徴的な症状である。

解答＿＿＿＿＿＿＿＿

（10）生殖器の老化によりセクシュアリティは衰える。

解答＿＿＿＿＿＿＿＿

2 つぎの設問に答えなさい。

（1）加齢により老年期で増加するのはどれか。

1．腎糸球体

2．腎臓の濾過率

3．残尿量

4．膀胱の容量　　　　　　　　　　　解答＿＿＿＿＿＿＿＿＿＿

（2）老年期に生理的肥大を示すのはどれか。

1．膀胱

2．卵巣

3．精巣

4．前立腺　　　　　　　　　　　　　解答＿＿＿＿＿＿＿＿＿＿

（3）老年期の腎臓機能の低下に伴う変化として誤っているのはどれか。

1．クレアチニンクリアランスは低下する。

2．血液中の尿素窒素の値は低下する。

3．薬物の副作用が強く現れる。

4．尿比重は低下する。　　　　　　　解答＿＿＿＿＿＿＿＿＿＿

（4）老年期の加齢に伴う生殖器および生殖機能の変化で正しいものはどれか。

1．膣壁が肥厚する。

2．男性ではテストステロンが増加する。

3．膣からの分泌液が増加する。

4．精子の生成は一生を通じて続く。　解答＿＿＿＿＿＿＿＿＿＿

第11回　**身体の加齢変化⑥**
運動器系

実施日　　月　　日

正解：　／14問

制限時間　5分

1 文章を読み、正しいものには○、誤っているものには×を書きなさい。

（1）老年期の筋力低下は、とくに下肢で起こりやすい。　　解答 _____

（2）老年期の筋萎縮は、安静臥床で改善される。　　解答 _____

（3）加齢により減少しやすいのは、速筋よりも遅筋である。　　解答 _____

（4）握力の低下は、加齢による生理的な老化である。　　解答 _____

（5）持久力は、老年期でも衰えにくい。　　解答 _____

（6）老年期の骨量の減少は、男性よりも女性で著しい。　　解答 _____

（7）骨量が減少する老年期では運動は控えたほうがよい。　　解答 _____

（8）加齢により、老年期では関節可動域が狭まる。　　解答 _____

（9）徒手筋力テストは、5段階評価のテストである。　　解答 _____

（10）運動神経の神経伝達速度は老年期でも変化しない。　　解答 _____

2 つぎの設問に答えなさい。

（１）筋力を評価するのはどれか。

1．MMT

2．ADL

3．NST

4．PEM　　　　　　　　　　　　　解答＿＿＿＿＿＿＿＿＿＿

（２）関節可動域を評価するのはどれか。

1．OHスケール

2．NMスケール

3．ROM試験

4．FIM　　　　　　　　　　　　　解答＿＿＿＿＿＿＿＿＿＿

（３）加齢により骨格筋の筋量と筋力が低下することを何というか。

1．サルコペニア

2．ロコモティブシンドローム

3．フレイル

4．ロンベルク徴候　　　　　　　　解答＿＿＿＿＿＿＿＿＿＿

（４）老年期の歩行の特徴として誤っているものはどれか。

1．歩行速度は遅くなる。

2．歩幅が小さくなる。

3．腕のふりが大きくなる。

4．前傾姿勢になりやすい。　　　　解答＿＿＿＿＿＿＿＿＿＿

第12回 身体の加齢変化⑦ 恒常性（免疫・ホルモン・体温調節）

実施日　　月　　日

正解：　／14問

制限時間 5分

1 文章を読み、正しいものには○、誤っているものには×を書きなさい。

（1）老年期では、Ｔ細胞の減少がみられる。

解答＿＿＿＿＿＿＿＿

（2）加齢変化により、高齢者ではＢ細胞が増加する。

解答＿＿＿＿＿＿＿＿

（3）老年期は、外来抗原に対する抗体の産生が低下する。

解答＿＿＿＿＿＿＿＿

（4）老年期は、自己抗体の産生が低下する。

解答＿＿＿＿＿＿＿＿

（5）老年期では、ストレス耐性が低下する。

解答＿＿＿＿＿＿＿＿

（6）加齢により、骨髄中の脂肪量は減少する。

解答＿＿＿＿＿＿＿＿

（7）胸腺組織は加齢により生理的に肥大する。

解答＿＿＿＿＿＿＿＿

（8）脾臓は加齢により生理的に肥大する。

解答＿＿＿＿＿＿＿＿

（9）高齢者は、温めると容易に体温が上昇する。

解答＿＿＿＿＿＿＿＿

（10）老年期では皮下脂肪の増大で体温保持機能が低下する。

解答＿＿＿＿＿＿＿＿

2 つぎの設問に答えなさい。

（1）老年期の体温調節で誤っているものはどれか。

　　1．暑さや寒さに対する感受性が高い。

　　2．骨格筋が減少して熱産生能が低下する。

　　3．発汗にはより高い体温が必要である。

　　4．末梢血管収縮反応が低下し、熱が逃げやすい。　　　解答＿＿＿＿＿＿＿＿＿＿＿

（2）加齢による分泌減少がみられないホルモンはどれか。

　　1．チモシン

　　2．成長ホルモン

　　3．副腎アンドロゲン

　　4．副腎皮質刺激ホルモン　　　解答＿＿＿＿＿＿＿＿＿＿＿

（3）高齢者の夜間頻尿の原因となるホルモンはどれか。

　　1．プロラクチン

　　2．エストロゲン

　　3．バソプレシン

　　4．テストステロン　　　解答＿＿＿＿＿＿＿＿＿＿＿

（4）高齢者の睡眠障害の原因となるホルモンはどれか。

　　1．トリヨードチロニン

　　2．パラトルモン

　　3．メラトニン

　　4．カルシトニン　　　解答＿＿＿＿＿＿＿＿＿＿＿

第13回 認知機能の障害と看護

実施日　　月　　日

正解：／14問

制限時間 5分

---

1 文章を読み、正しいものには○、誤っているものには×を書きなさい。

（1）記銘力は、老年期においても低下しにくい。

解答＿＿＿＿＿＿＿＿

（2）体験の一部を忘れるのは、加齢による生理的な記憶障害である。

解答＿＿＿＿＿＿＿＿

（3）加齢による生理的記憶障害では、行動障害を伴う。

解答＿＿＿＿＿＿＿＿

（4）老年期のうつ病の有病率は、年齢に比例して上昇する。

解答＿＿＿＿＿＿＿＿

（5）高齢者の抑うつでは、自殺企図が現れることは少ない。

解答＿＿＿＿＿＿＿＿

（6）高齢者のうつ病では、若年者と比較して仮面様うつが多くみられる。

解答＿＿＿＿＿＿＿＿

（7）老人性うつによる不眠では、とくに早朝覚醒が多くみられる。

解答＿＿＿＿＿＿＿＿

（8）感情鈍麻や幻覚は、老年期のうつ病に特徴的な症状である。

解答＿＿＿＿＿＿＿＿

（9）高齢者のうつ病には、電気けいれん療法を行うことがある。

解答＿＿＿＿＿＿＿＿

（10）せん妄のリスクを軽減するためには抗コリン作用をもつ薬剤を用いる。

解答＿＿＿＿＿＿＿＿

2 つぎの設問に答えなさい。

（1）つぎのうち、加齢により特に衰えやすい機能はどれか。

　　1．短期記憶

　　2．言葉の理解

　　3．洞察力

　　4．判断力　　　　　　　　　　　　　　　解答 _____

（2）老人性うつの測定スケールとして用いられるのはどれか。

　　1．MMT

　　2．GCS

　　3．GDS

　　4．MMSE　　　　　　　　　　　　　　　解答 _____

（3）せん妄の症状について誤っているものはどれか。

　　1．夜間に強く現れることが多い。

　　2．見当識障害は、発症初期にはみられない。

　　3．幻覚がみられることがある。

　　4．日内変動がある。　　　　　　　　　　解答 _____

（4）術後せん妄についての説明で誤っているものはどれか。

　　1．手術後、数日経過してから現れることが多い。

　　2．より高齢であるほど発症しやすい。

　　3．低栄養状態は発症要因となる。

　　4．手術後の経過不良がおもな原因となる。　解答 _____

第14回 認知症の特徴と主疾患

実施日　　月　　日

正解：　　／14問

制限時間 5分

1 文章を読み、正しいものには○、誤っているものには×を書きなさい。

（1）60歳未満で発症する認知症を若年性認知症という。

解答＿＿＿＿＿＿＿＿

（2）認知症のなかでも前頭側頭型認知症は、若年者での発症が多い。

解答＿＿＿＿＿＿＿＿

（3）前頭側頭型認知症では、早期から性格変化がみられる。

解答＿＿＿＿＿＿＿＿

（4）血管性認知症では、糖尿病などの合併症が多くみられる。

解答＿＿＿＿＿＿＿＿

（5）まだら認知症は、血管性認知症ではみられない。

解答＿＿＿＿＿＿＿＿

（6）片麻痺は、血管性認知症の特徴的な症状である。

解答＿＿＿＿＿＿＿＿

（7）アルツハイマー型認知症の基礎疾患として高血圧症が多い。

解答＿＿＿＿＿＿＿＿

（8）アルツハイマー型認知症の初期では、記銘力は低下しにくい。

解答＿＿＿＿＿＿＿＿

（9）レビー小体型認知症は、症状の日内変動が大きい。

解答＿＿＿＿＿＿＿＿

（10）パーキンソン症状は、レビー小体型認知症の特徴である。

解答＿＿＿＿＿＿＿＿

2　つぎの設問に答えなさい。

（1）レビー小体型認知症の初期に特徴的にみられる症状はどれか。

　　　1．失語

　　　2．脱抑制

　　　3．幻視

　　　4．人格変化　　　　　　　　　　　　　　　解答 _____

（2）アルツハイマー型認知症の説明で誤っているものはどれか。

　　　1．脳が萎縮を示す。

　　　2．脳室が縮小する。

　　　3．アミロイドβの沈着がみられる。

　　　4．潜行性でゆるやかな進行を示す。　　　　解答 _____

（3）アルツハイマー型認知症で正しいのはどれか。

　　　1．まだら認知症がある。

　　　2．早期から人格が変化する。

　　　3．MRI所見では、前頭葉の萎縮が特徴的である。

　　　4．男性よりも女性で好発する。　　　　　　解答 _____

（4）アルツハイマー型認知症の患者にみられる「失認」はどれか。

　　　1．歯ブラシで髪の毛をとかそうとする。

　　　2．調理の手順がわからなくなる。

　　　3．物音がすると食事を中断する。

　　　4．鏡に映った自分の姿に話しかける。　　　解答 _____

第15回　認知症の症状

1 文章を読み、正しいものには○、誤っているものには×を書きなさい。

（1）認知症の行動・心理症状は、可逆性の症状である。

解答＿＿＿＿＿＿＿＿＿＿

（2）見当識障害は、認知症の発症時からみられる症状である。

解答＿＿＿＿＿＿＿＿＿＿

（3）近時記憶に比べ、遠隔記憶は認知症の初期から
障害される。

解答＿＿＿＿＿＿＿＿＿＿

（4）手続き記憶は、軽度の認知症でも失われやすい。

解答＿＿＿＿＿＿＿＿＿＿

（5）エピソード記憶は、認知症の初期から障害されやすい。

解答＿＿＿＿＿＿＿＿＿＿

（6）認知症患者がネクタイを締められなくなる症状は、
「失行」である。

解答＿＿＿＿＿＿＿＿＿＿

（7）認知症患者が万引きをする行為は、「常同行動」の
1つである。

解答＿＿＿＿＿＿＿＿＿＿

（8）じっとしていられなくなることを「脱抑制」という。

解答＿＿＿＿＿＿＿＿＿＿

（9）うつ病と認知症の判別は容易である。

解答＿＿＿＿＿＿＿＿＿＿

（10）認知症は、せん妄と異なり、発症時期の特定が
困難である。

解答＿＿＿＿＿＿＿＿＿＿

2　つぎの設問に答えなさい。

（１）認知症の中核症状はどれか。

1．幻聴

2．抑うつ

3．希死念慮

4．失語　　　　　　　　　　　　　　解答＿＿＿＿＿＿＿＿＿＿

（２）認知症の中核症状に含まれないものはどれか。

1．自分の年齢がわからない。

2．食事の準備ができない。

3．自転車の乗り方がわからなくなる。

4．夜間に徘徊する。　　　　　　　　解答＿＿＿＿＿＿＿＿＿＿

（３）ゴミ箱をトイレと間違えてしまうのは認知症の症状のうちどれか。

1．失行

2．失認

3．実行機能障害

4．失見当識　　　　　　　　　　　　解答＿＿＿＿＿＿＿＿＿＿

（４）認知症患者にみられる症状として最も重度と考えられるのはどれか。

1．徘徊するようになる。

2．妄想が多くなる。

3．同じことを何度も聞く。

4．褥瘡や肺炎がみられる。　　　　　解答＿＿＿＿＿＿＿＿＿＿

第16回

認知症の評価と対策

実施日　　月　　日

正解：　／14問

制限時間　5分

1 文章を読み、正しいものには○、誤っているものには×を書きなさい。

（1）認知症診断の問診は、家族にも行われる。　　　　　　解答＿＿＿＿＿＿＿＿＿

（2）認知機能を評価する場合、1つのスケールのみで行う。　解答＿＿＿＿＿＿＿＿＿

（3）改訂長谷川式簡易知能評価スケールでは
　　　「5つの言葉の記銘」を行う。　　　　　　　　　　　解答＿＿＿＿＿＿＿＿＿

（4）MMSEでは、「図形の模写」が行われる。　　　　　　解答＿＿＿＿＿＿＿＿＿

（5）NMスケールは、観察式の認知症評価スケールである。　解答＿＿＿＿＿＿＿＿＿

（6）NMスケールは、11項目で知的機能を評価する。　　　解答＿＿＿＿＿＿＿＿＿

（7）FASTは、アルツハイマー病の重症度の判定に
　　　用いられる。　　　　　　　　　　　　　　　　　　　解答＿＿＿＿＿＿＿＿＿

（8）グループホームには市町村の措置によって入居する。　解答＿＿＿＿＿＿＿＿＿

（9）グループホームは介護保険制度における
　　　施設サービスの1つである。　　　　　　　　　　　　解答＿＿＿＿＿＿＿＿＿

（10）グループホームの利用期間に制限は設けられていない。　解答＿＿＿＿＿＿＿＿＿

2 つぎの設問に答えなさい。

（１）改訂長谷川式簡易知能評価スケールの説明で正しいものはどれか。

　　　１．知的機能 10 項目で評価する。

　　　２．最高点は 50 点である。

　　　３．20 点以下で認知症疑いとされる。

　　　４．観察式のテストである。　　　　　　　　　　　解答＿＿＿＿＿＿＿＿＿＿＿

（２）MMSE の説明で誤っているものはどれか。

　　　１．得点が低いほど知的機能の評価が低い。

　　　２．せん妄の評価にも用いられる。

　　　３．被験者の日常の行動を評価する。

　　　４．最高点は 30 点である。　　　　　　　　　　　解答＿＿＿＿＿＿＿＿＿＿＿

（３）グループホームの説明で正しいものはどれか。

　　　１．家族・知人の来訪はできない。

　　　２．10 名を生活単位の基本とする。

　　　３．訪問看護は利用できない。

　　　４．看護職員の配置義務はない。　　　　　　　　　解答＿＿＿＿＿＿＿＿＿＿＿

（４）認知症施策推進総合戦略の７つの柱に含まれないものはどれか。

　　　１．認知症対応型共同生活介護サービスの創設

　　　２．認知症の人の介護者への支援

　　　３．若年性認知症施策の強化

　　　４．認知症への理解を深めるための普及・啓発の推進　　解答＿＿＿＿＿＿＿＿＿＿＿

第17回　**認知症の治療と看護**

実施日　　月　　日
正解：　／14問
制限時間 5分

1 文章を読み、正しいものには○、誤っているものには×を書きなさい。

（1）非言語的コミュニケーションは認知症高齢者にも
　　　有効である。　　　　　　　　　　　　　　　　　　　解答＿＿＿＿＿＿＿＿＿

（2）認知症高齢者との対話では、会話の内容を
　　　記憶しているか確認する。　　　　　　　　　　　　　解答＿＿＿＿＿＿＿＿＿

（3）認知症高齢者との対話で言葉が出てこない時は
　　　思い出すまで待つ。　　　　　　　　　　　　　　　　解答＿＿＿＿＿＿＿＿＿

（4）認知症高齢者に徘徊がみられる場合には、
　　　まず身体抑制を行う。　　　　　　　　　　　　　　　解答＿＿＿＿＿＿＿＿＿

（5）認知症高齢者が幻視を訴えた場合には、
　　　すぐに否定しない。　　　　　　　　　　　　　　　　解答＿＿＿＿＿＿＿＿＿

（6）認知症高齢者に異食がみられた場合には、
　　　経管栄養に切り替える。　　　　　　　　　　　　　　解答＿＿＿＿＿＿＿＿＿

（7）部屋の模様替えは、認知症高齢者の現実感覚を促す。　解答＿＿＿＿＿＿＿＿＿

（8）生活史の聴取は、認知症高齢者に有効である。　　　　解答＿＿＿＿＿＿＿＿＿

（9）正常圧水頭症による認知症は根治可能である。　　　　解答＿＿＿＿＿＿＿＿＿

（10）認知症高齢者へのコリンエステラーゼ阻害薬の
　　　使用は禁忌である。　　　　　　　　　　　　　　　　解答＿＿＿＿＿＿＿＿＿

2 つぎの設問に答えなさい。

（１）認知症高齢者とのコミュニケーションで適切ではないものはどれか。

　　　1．なるべく静かな環境で会話をする。

　　　2．短い文章で話す。

　　　3．昔の話をしないようにする。

　　　4．ゆっくりと落ち着いて話すようにする。　　　解答＿＿＿＿＿＿＿＿＿

（２）認知症患者とのコミュニケーションで適切なのはどれか。

　　　1．作話があるときには内容を訂正する。

　　　2．同じ内容を繰り返す場合には会話をすぐに打ち切る。

　　　3．母親が幼児と接するように話す。

　　　4．興奮状態のときは安全を確認して一旦席を外す。　　解答＿＿＿＿＿＿＿＿＿

（３）看護師に話しかけてきた認知症高齢者への対応で適切ではないものはどれか。

　　　1．表情や態度の変化を読みとる。

　　　2．高齢者のペースに合わせて話を聞く。

　　　3．話したい内容がわかるまで聞き返す。

　　　4．家族からの情報を活用して解釈する。　　　解答＿＿＿＿＿＿＿＿＿

（４）財布の紛失を訴える認知症高齢者への対応として最も適切なのはどれか。

　　　1．一緒に探す。

　　　2．別の財布を渡す。

　　　3．何かの間違いであると伝える。

　　　4．その場を離れ、忘れるのを待つ。　　　解答＿＿＿＿＿＿＿＿＿

第**18**回　**高齢者の薬物動態**

実施日　　月　　日

正解：　／ **14** 問

制限時間　**5**分

1 文章を読み、正しいものには○、誤っているものには×を書きなさい。

（1）老年期では、薬剤の作用の現れ方が定型的になる。

解答＿＿＿＿＿＿＿＿＿＿

（2）高齢者は、薬物の副作用が現れやすくなる。

解答＿＿＿＿＿＿＿＿＿＿

（3）老年期では、胃酸分泌量の増加が薬物の吸収を
　　　低下させる。

解答＿＿＿＿＿＿＿＿＿＿

（4）若年者と比較して、高齢者では薬物の作用が
　　　持続しにくい。

解答＿＿＿＿＿＿＿＿＿＿

（5）高齢者の多剤服用は、有害反応の増強の原因となる。

解答＿＿＿＿＿＿＿＿＿＿

（6）老年期では、薬物の体内残留時間が短縮する。

解答＿＿＿＿＿＿＿＿＿＿

（7）成人に比べて高齢者は薬物の血中濃度が上昇しやすい。

解答＿＿＿＿＿＿＿＿＿＿

（8）老年期では、水溶性薬物の血中濃度が上昇しにくくなる。

解答＿＿＿＿＿＿＿＿＿＿

（9）加齢により、脂溶性薬物は体内に蓄積されやすくなる。

解答＿＿＿＿＿＿＿＿＿＿

（10）低栄養の高齢者では、遊離型の薬物は薬効が強く
　　　現れることがある。

解答＿＿＿＿＿＿＿＿＿＿

2 つぎの設問に答えなさい。

（1）加齢による肝機能低下がもっとも影響を与えるのはどれか。

　　　1．吸収

　　　2．分布

　　　3．代謝

　　　4．排泄　　　　　　　　　　　　　　　　解答＿＿＿＿＿＿＿＿＿＿＿＿

（2）加齢による腎機能低下がもっとも影響を与えるのはどれか。

　　　1．吸収

　　　2．分布

　　　3．代謝

　　　4．排泄　　　　　　　　　　　　　　　　解答＿＿＿＿＿＿＿＿＿＿＿＿

（3）高齢者の薬物動態の特徴で正しいのはどれか。

　　　1．薬物の吸収の促進

　　　2．薬物の代謝の亢進

　　　3．薬物の排泄の低下

　　　4．血中濃度の半減期の短縮　　　　　　　解答＿＿＿＿＿＿＿＿＿＿＿＿

（4）薬物動態に影響を与える加齢変化で誤っているものはどれか。

　　　1．細胞内液量の増加

　　　2．胆汁流量の減少

　　　3．体内脂肪の増加

　　　4．血清アルブミン値の低下　　　　　　　解答＿＿＿＿＿＿＿＿＿＿＿＿

第19回 高齢者の薬物療法と管理

実施日　　月　　日

正解：　／14問

制限時間 5分

1 文章を読み、正しいものには○、誤っているものには×を書きなさい。

（1）患者自ら服薬記録をつけることは服薬アドヒアランスを低下させる。

解答

（2）認知機能の低下は服薬過誤の原因となる。

解答

（3）使い切れない薬はつぎに同じ症状が出た際に使用できるよう保管する。

解答

（4）緑内障の高齢者には、抗コリン薬の投与が有効である。

解答

（5）前立腺肥大がみられる高齢者には抗コリン薬は禁忌である。

解答

（6）抗コリン薬はせん妄発症のリスクを高める。

解答

（7）尿失禁のある高齢者には抗コリン薬の使用は禁忌である。

解答

（8）抗パーキンソン病薬の長期服用はオン—オフ現象を引き起こす。

解答

（9）降圧薬は、高齢者の転倒リスクを高める。

解答

（10）H_2受容体拮抗薬は、高齢者の抑うつリスクを高める。

解答

2 つぎの設問に答えなさい。

（1）在宅療養中の高齢者について、服薬コンプライアンス低下を防ぐのに有効なのはどれか。

    1．内服薬の保管場所を分散する。

    2．内服薬は薬局から訪問看護師が受け取る。

    3．内服薬を１回分ごとにまとめる。

    4．すべて食後に服用するように指導する。　　　　　解答 _____

（2）高齢者に投与される薬と副作用の組み合わせで正しいものはどれか。

    1．ベンゾジアゼピン系睡眠薬―――筋弛緩作用

    2．抗パーキンソン病薬―――徐脈

    3．非ステロイド性抗炎症薬―――不随意運動

    4．β遮断薬―――消化性潰瘍　　　　　解答 _____

（3）高齢者によく使用する薬と有害事象との組み合わせで適切ではないものはどれか。

    1．利尿薬―――脱水

    2．β遮断薬―――錯乱状態

    3．催眠薬―――ふらつき

    4．Ca拮抗薬―――歯肉肥厚　　　　　解答 _____

（4）薬物と特に高齢者で観察すべき内容との組み合わせで適切ではないものはどれか。

    1．非ステロイド性消炎鎮痛薬―――消化器症状

    2．β遮断薬―――徐脈

    3．ループ利尿薬―――低カリウム血症

    4．ベンゾジアゼピン系睡眠薬―――血中尿酸値　　　　　解答 _____

第**20**回　**高齢者と栄養**

実施日　　月　　日

正解：　　／14問

制限時間 **5**分

1 文章を読み、正しいものには○、誤っているものには×を書きなさい。

（1）高齢者のタンパク質摂取量は、年齢とともに増加する傾向がある。

解答＿＿＿＿＿＿＿＿＿

（2）高齢者の総エネルギー摂取量は、成人に比べ増加する。

解答＿＿＿＿＿＿＿＿＿

（3）老年期では、糖質に偏った栄養摂取傾向になりやすい。

解答＿＿＿＿＿＿＿＿＿

（4）高齢者の脂質の摂取量は、成人に比べて増加する。

解答＿＿＿＿＿＿＿＿＿

（5）高齢者がメタボリックシンドロームになるリスクは低い。

解答＿＿＿＿＿＿＿＿＿

（6）要介護度が高いほど、PEMの発症率は高くなる。

解答＿＿＿＿＿＿＿＿＿

（7）高齢者への栄養ケア・マネジメントは、看護師だけで進めるのがよい。

解答＿＿＿＿＿＿＿＿＿

（8）老年期では、微量栄養素の摂取を控える。

解答＿＿＿＿＿＿＿＿＿

（9）低栄養の高齢者には、できるだけ経管栄養法を実施する。

解答＿＿＿＿＿＿＿＿＿

（10）栄養機能食品は、高齢者の栄養補給には適さない。

解答＿＿＿＿＿＿＿＿＿

2 つぎの設問に答えなさい。

（1）高齢者が低栄養になりやすい理由として誤っているものはどれか。

　　1．義歯の使用

　　2．味覚の鈍化

　　3．子どもとの同居

　　4．薬剤の副作用　　　　　　　　　　　　　　　解答＿＿＿＿＿＿＿＿＿＿＿

（2）高齢者のPEMについて誤っているものはどれか。

　　1．発症率は、心疾患によるものが最も高い。

　　2．体脂肪の消耗がみられる。

　　3．うつが原因で発症することがある。

　　4．栄養指標は血清アルブミン値3.5g/dl未満である。　　解答＿＿＿＿＿＿＿＿＿＿＿

（3）簡易栄養状態評価（MNA）の説明で正しいものはどれか。

　　1．24点満点で評価する。

　　2．6項目の設問からなる。

　　3．過去1年間での体重減少を問う。

　　4．75歳以上の高齢者に用いられる。　　　　　　解答＿＿＿＿＿＿＿＿＿＿＿

（4）主観的包括的評価（SGA）の評価項目ではないものはどれか。

　　1．体重の変化

　　2．消化器症状

　　3．食物摂取の変化

　　4．家族構成　　　　　　　　　　　　　　　　　解答＿＿＿＿＿＿＿＿＿＿＿

第21回 高齢者の権利擁護

実施日　　月　　日

正解：　／14問

制限時間 5分

1 文章を読み、正しいものには○、誤っているものには×を書きなさい。

（1）高齢者の権利を守るのがアドボカシーの考えである。

解答＿＿＿＿＿＿＿＿

（2）看護師は、高齢者のアドボケイトになることができる。

解答＿＿＿＿＿＿＿＿

（3）認知症高齢者へは、インフォームドコンセントは不要である。

解答＿＿＿＿＿＿＿＿

（4）高齢者を手厚く優遇することがノーマライゼーションである。

解答＿＿＿＿＿＿＿＿

（5）成年後見制度は、民法によって定められている制度である。

解答＿＿＿＿＿＿＿＿

（6）施設入所の契約は、法定後見人に依頼できる。

解答＿＿＿＿＿＿＿＿

（7）成年後見の請求は、居住地の都道府県知事に行う。

解答＿＿＿＿＿＿＿＿

（8）成年後見制度は日常生活自立支援事業の一部として位置づけられる。

解答＿＿＿＿＿＿＿＿

（9）社会福祉協議会は、認知症高齢者の金銭管理サービスを行っている。

解答＿＿＿＿＿＿＿＿

（10）市民後見人になるのに医療に関係する資格は不要である。

解答＿＿＿＿＿＿＿＿

2 つぎの設問に答えなさい。

（1）高齢者のエイジズムについて、正しいものはどれか。

1. 高齢者を優遇するものである。

2. 高齢者を収入の違いで区別するものである。

3. 高齢者という理由だけで不当に扱うものである。

4. 高齢者の権利を拡大しようというものである。　　解答＿＿＿＿＿＿＿＿＿＿

（2）エイジズムを示す発言どれか。

1. 「現役世代の介護保険料の負担を下げるべきだ」

2. 「介護が必要な高齢者を社会全体で支えるべきだ」

3. 「高齢者の医療費自己負担率を見直すべきだ」

4. 「高齢者は感染予防のために家にいるべきだ」　　解答＿＿＿＿＿＿＿＿＿＿

（3）精神上の理由で判断力が著しく不十分な場合に選定される法定後見人はどれか。

1. 任意後見人

2. 成年後見人

3. 補助人

4. 保佐人　　解答＿＿＿＿＿＿＿＿＿＿

（4）成年後見制度についての説明で誤っているものはどれか。

1. 任意後見人になれるのは２親等以内の親族だけである。

2. 法定後見人は家庭裁判所が選定する。

3. 成年後見人は本人が結んだ契約をすべて取り消すことができる。

4. 後見人は本人の判断能力があるうちに指定できる。

解答＿＿＿＿＿＿＿＿＿＿

第22回 高齢者の虐待と関係法規

実施日　　月　　日

正解：　　／14問

制限時間 5分

1 文章を読み、正しいものには○、誤っているものには×を書きなさい。

（1）虐待を受ける高齢者は、男性よりも女性の方が多い。　　解答＿＿＿＿＿＿＿＿

（2）要介護認定の高齢者は、ほかの高齢者よりも虐待を
　　　受けにくい。　　解答＿＿＿＿＿＿＿＿

（3）高齢者虐待をする家族のほとんどが経済的に困窮して
　　　いる。　　解答＿＿＿＿＿＿＿＿

（4）高齢者虐待を発見したものは市町村に通報する義務が
　　　ある。　　解答＿＿＿＿＿＿＿＿

（5）家庭内で起こる虐待は、顕在化しやすい。　　解答＿＿＿＿＿＿＿＿

（6）高齢者虐待防止法では虐待防止のための立ち入り調査を
　　　認めている。　　解答＿＿＿＿＿＿＿＿

（7）高齢者虐待防止法は、家庭内の虐待は対象としていない。　　解答＿＿＿＿＿＿＿＿

（8）自由に出入りできない居室への隔離は身体拘束にあたる。　　解答＿＿＿＿＿＿＿＿

（9）転倒・転落の危険性が高い高齢者にはできるだけ
　　　身体拘束を行う。　　解答＿＿＿＿＿＿＿＿

（10）身体拘束を行うかは、看護師個人で判断する。　　解答＿＿＿＿＿＿＿＿

2 つぎの設問に答えなさい。

（1）日本の平成30年度（2018年）の養護者による高齢者虐待の種類で最も多いのはどれか。

    1．身体的虐待

    2．心理的虐待

    3．性的虐待

    4．介護等の放棄　　　　　　　　　　　　　解答＿＿＿＿＿＿＿＿＿＿

（2）日本の平成30年度（2018年）の養介護施設従事者等による高齢者虐待の種類で最も多いのはどれか。

    1．身体的虐待

    2．心理的虐待

    3．性的虐待

    4．介護等の放棄　　　　　　　　　　　　　解答＿＿＿＿＿＿＿＿＿＿

（3）家庭で虐待を受ける高齢者からみた虐待者の続柄で最も多いのはどれか。

    1．配偶者

    2．息子

    3．娘

    4．きょうだい　　　　　　　　　　　　　　解答＿＿＿＿＿＿＿＿＿＿

（4）身体拘束の例外3原則に含まれないものはどれか。

    1．一時性

    2．非代替性

    3．切迫性

    4．効率性　　　　　　　　　　　　　　　　解答＿＿＿＿＿＿＿＿＿＿

第23回

高齢者の生活と看護①
日常生活動作

実施日　　月　　日

正解：　　／14問

制限時間 5分

1 文章を読み、正しいものには○、誤っているものには×を書きなさい。

（1）ADL能力の低下により、高齢者のQOLは高まる。　　解答

（2）寝返りをうつときは、健側方向に行うのがよい。　　解答

（3）老年期では、歩幅が短縮する傾向がある。　　解答

（4）高齢者がベッドから立ち上がる際にはベッドを
60cmの高さにする。　　解答

（5）片麻痺の高齢者を車椅子に移乗する際は、車いすを
健側に置く。　　解答

（6）円背の高齢者が立ち上がる際には、なるべく重心を
後ろにする。　　解答

（7）骨盤後傾は、座位での褥瘡リスクを高める。　　解答

（8）ADLを維持するには、入院時はなるべく
臥床させておくのがよい。　　解答

（9）ADLは、長時間かかってもできていれば自立と評価
する。　　解答

（10）IADL尺度では、財産取り扱い能力が評価項目に
含まれる。　　解答

2 つぎの設問に答えなさい。

（1）高齢者が座位を保持することが困難な理由として誤っているものはどれか。

1．円背

2．関節可動域の拡大

3．筋力の低下

4．平衡感覚の低下　　　　　　　　解答＿＿＿＿＿＿＿＿＿＿

（2）高齢者が車椅子で安定した座位を保つのに適切ではないのはどれか。

1．股関節を90度に屈曲する。

2．膝関節を90度に屈曲する。

3．ドーナツ型の円座を用いる。

4．シートに深く座る。　　　　　　解答＿＿＿＿＿＿＿＿＿＿

（3）バーセルインデックスについての説明で正しいものはどれか。

1．満点の場合には１人暮らしが可能である。

2．10項目、100点満点で評価する。

3．評価項目にコミュニケーションが含まれる。

4．日常生活で「している」か「していないか」で評価する。

解答＿＿＿＿＿＿＿＿＿＿

（4）高齢者総合的機能評価（CGA）について誤っているものはどれか。

1．高齢者のQOLの向上を目的とする。

2．介護者の介護負担は評価項目に含まれる。

3．結果は多職種チームで共有する。

4．評価対象は要介護の高齢者である。　解答＿＿＿＿＿＿＿＿＿＿

第24回 高齢者の生活と看護②
転倒と予防

実施日　　月　　日

正解：／14問

制限時間 5分

---

1 文章を読み、正しいものには○、誤っているものには×を書きなさい。

（1）高齢者の転倒は、長期臥床へ移行しやすい。

解答＿＿＿＿＿＿＿＿

（2）一度転倒を経験した高齢者は転倒のリスクが低下する。

解答＿＿＿＿＿＿＿＿

（3）転倒後症候群予防のために高齢者の活動を制限する。

解答＿＿＿＿＿＿＿＿

（4）脆弱性骨折は、高齢者で起こりやすい。

解答＿＿＿＿＿＿＿＿

（5）転倒リスクの高い高齢者には、身体拘束を行う。

解答＿＿＿＿＿＿＿＿

（6）足元を照らすことで転倒リスクが軽減される。

解答＿＿＿＿＿＿＿＿

（7）転倒予防のために、かかとまで付くズボンを着用する。

解答＿＿＿＿＿＿＿＿

（8）高齢者の転倒予防のために、履物はスリッパがよい。

解答＿＿＿＿＿＿＿＿

（9）転倒予防教室への参加は、高齢者の転倒への不安を
　　　軽減する。

解答＿＿＿＿＿＿＿＿

（10）転倒を予防するために、ベッドの高さは90度ルール
　　　を適用する。

解答＿＿＿＿＿＿＿＿

2 つぎの設問に答えなさい。

（1）高齢者の転倒予防のための援助で誤っているものはどれか。

　　1．足関節の底背屈運動を行う。

　　2．車椅子を止めている時は必ずブレーキをかける。

　　3．起床時はゆっくり立ち上がるように促す。

　　4．歩幅をできるだけ小さくするように促す。　　　解答＿＿＿＿＿＿

（2）高齢者の転倒の外的要因はどれか。

　　1．すり足歩行

　　2．濡れた床面

　　3．認知症

　　4．治療薬の影響　　　解答＿＿＿＿＿＿

（3）高齢者の転倒による骨折で寝たきりのリスクが最も高い部位はどれか。

　　1．上腕骨頸部

　　2．大腿骨近位部

　　3．橈骨遠位端

　　4．尺骨中央部　　　解答＿＿＿＿＿＿

（4）高齢者の転倒予防のための対策として誤っているものはどれか。

　　1．ベッドサイドに踏み台を置く。

　　2．なるべく段差をなくす。

　　3．目立つ色の手すりを取り付ける。

　　4．居室を整理整頓する。　　　解答＿＿＿＿＿＿

第25回

高齢者の生活と看護③
廃用症候群とリハビリテーション

実施日　　月　　日

正解：　／14問

制限時間　5分

---

1 文章を読み、正しいものには○、誤っているものには×を書きなさい。

（1）うつなどの精神・神経症状も廃用症候群に含まれる。　　解答＿＿＿＿＿＿＿＿

（2）床上安静が廃用症候群の予防につながる。　　解答＿＿＿＿＿＿＿＿

（3）長期の臥床では、股関節の外旋が起こりやすい。　　解答＿＿＿＿＿＿＿＿

（4）廃用症候群では、心拍数の低下が顕著である。　　解答＿＿＿＿＿＿＿＿

（5）廃用症候群では、肺活量の減少がみられる。　　解答＿＿＿＿＿＿＿＿

（6）長期の臥床は尿路結石のリスクを高める。　　解答＿＿＿＿＿＿＿＿

（7）関節可動域訓練の早期実施は、拘縮予防に効果的である。　　解答＿＿＿＿＿＿＿＿

（8）関節拘縮がみられる場合には、自助他動運動は禁忌である。　　解答＿＿＿＿＿＿＿＿

（9）廃用症候群がみられる高齢者は、訪問者との面会を控える。　　解答＿＿＿＿＿＿＿＿

（10）高齢者の端座位訓練は、本人の意欲がある限り続ける。　　解答＿＿＿＿＿＿＿＿

2 つぎの設問に答えなさい。

（1）廃用症候群の説明で適切なのはどれか。

    1．二次的に起立性低血圧を発症する。

    2．二次的に低カルシウム血症を発症する。

    3．加齢とともに症状の進行は遅くなる。

    4．がん患者ではみられない。　　　　　　　　　　　解答＿＿＿＿＿＿＿＿

（2）ギプスを装着する場合の廃用症候群予防の方法で正しいものはどれか。

    1．関節固定後の等張性運動

    2．固定部位の中枢から末梢へのマッサージ

    3．装着部周辺の温罨法

    4．固定後からの等尺性運動　　　　　　　　　　　解答＿＿＿＿＿＿＿＿

（3）術後、高齢者が歩行を開始するときの対応で適切でないのはどれか。

    1．移動式点滴スタンドはベッドの昇降側に置く。

    2．鎮痛薬の効果を確認する。

    3．離床開始は、抜糸後とする。

    4．眼鏡は術前と同じ定位置に置く。　　　　　　　解答＿＿＿＿＿＿＿＿

（4）長期臥床していた高齢者が病棟で端座位訓練を開始する際、初回の訓練の説明で
適切なものはどれか。

    1．「両足の裏は床につけてください」

    2．「天井を見るようにして座ってください」

    3．「30分は座っていてください」

    4．「ベッドに浅く腰かけてください」　　　　　　解答＿＿＿＿＿＿＿＿

第26回 高齢者の生活と看護④
食事と嚥下障害

実施日　　　月　　　日

正解：　　／ 14 問

制限時間　5分

---

1 文章を読み、正しいものには○、誤っているものには×を書きなさい。

（1）高齢者の食事は栄養摂取を最優先し、個人の嗜好は
考慮しない。

解答＿＿＿＿＿＿＿＿

（2）食事の介助では、高齢者が嚥下してから次の一口を口に
運ぶ。

解答＿＿＿＿＿＿＿＿

（3）片麻痺のある高齢者は、麻痺側に顔を向けて嚥下すると
よい。

解答＿＿＿＿＿＿＿＿

（4）重度の嚥下障害のある高齢者では、ファウラー位での
食事がよい。

解答＿＿＿＿＿＿＿＿

（5）食事の際の基本姿勢は、90度ルールを適用する。

解答＿＿＿＿＿＿＿＿

（6）嚥下障害がある場合は、できるだけ胃瘻の造設を
すすめる。

解答＿＿＿＿＿＿＿＿

（7）高齢者の場合、食後はすぐに臥床させる。

解答＿＿＿＿＿＿＿＿

（8）直接訓練とは、食べ物を用いて行う摂食・嚥下訓練で
ある。

解答＿＿＿＿＿＿＿＿

（9）意識障害のある高齢者には、直接訓練が適する。

解答＿＿＿＿＿＿＿＿

（10）歯垢は誤嚥性肺炎の原因となる。

解答＿＿＿＿＿＿＿＿

2 つぎの設問に答えなさい。

（1）嚥下障害のある高齢者に提供する食事として最も適切なものはどれか。

　　1．もち

　　2．かまぼこ

　　3．ポタージュスープ

　　4．酢の物　　　　　　　　　　　　　　　　　解答＿＿＿＿＿＿＿＿＿＿＿

（2）嚥下障害のある高齢者の食事介助で誤っているものはどれか。

　　1．なるべく深く、大きなスプーンを用いる。

　　2．義歯がある場合は装着して食事する。

　　3．食事前に吸引や痰の喀出を促す。

　　4．誤嚥予防のために頸部前屈位で行う。　　　解答＿＿＿＿＿＿＿＿＿＿＿

（3）嚥下機能の評価で正しいものはどれか。

　　1．水飲みテストを行った後に口腔ケアを行う。

　　2．改訂水飲みテストは、コップ1杯ほどの水を飲み込んで行う。

　　3．RSSTでは、30秒に3回以上の空嚥下があれば正常とされる。

　　4．空嚥下の回数は、高齢者の喉頭を目でしっかりと見て確認する。

　　　　　　　　　　　　　　　　　　　　　　　解答＿＿＿＿＿＿＿＿＿＿＿

（4）高齢者で誤嚥が起こりやすい理由として誤っているものはどれか。

　　1．食道入口部の開大遅延

　　2．唾液粘稠度の上昇

　　3．喉頭蓋の機能低下

　　4．咳嗽反射の亢進　　　　　　　　　　　　　解答＿＿＿＿＿＿＿＿＿＿＿

第27回

高齢者の生活と看護⑤
排泄

実施日　　　月　　　日

正解：　／14問

制限時間 5分

---

1 文章を読み、正しいものには○、誤っているものには×を書きなさい。

（1）排泄障害がみられる場合は、なるべくおむつを使用する。　　解答＿＿＿＿＿＿＿＿＿＿

（2）高齢者では夜間頻尿は起こりにくい。　　解答＿＿＿＿＿＿＿＿＿＿

（3）夜間に排尿で起きてしまう高齢者へは、水分摂取を
　　　制限する。　　解答＿＿＿＿＿＿＿＿＿＿

（4）前立腺肥大症は、溢流性尿失禁の原因となる。　　解答＿＿＿＿＿＿＿＿＿＿

（5）高齢者の腹圧性尿失禁は、男性よりも女性で多く
　　　みられる。　　解答＿＿＿＿＿＿＿＿＿＿

（6）完全尿失禁の改善には、膀胱訓練が有効である。　　解答＿＿＿＿＿＿＿＿＿＿

（7）過活動膀胱では、乏尿や尿閉がみられる。　　解答＿＿＿＿＿＿＿＿＿＿

（8）運動機能の低下による便失禁は、機能性便失禁である。　　解答＿＿＿＿＿＿＿＿＿＿

（9）便秘がみられる場合には、食物繊維の摂取を控える。　　解答＿＿＿＿＿＿＿＿＿＿

（10）高齢者の便秘には、下剤の使用が第一選択となる。　　解答＿＿＿＿＿＿＿＿＿＿

2 つぎの設問に答えなさい。

（１）高齢者で尿失禁が起こりやすくなる原因として誤っているものはどれか。

　　1．前立腺の肥大

　　2．骨盤底筋群の弛緩

　　3．認知機能障害

　　4．膀胱の肥大　　　　　　　　　　　解答＿＿＿＿＿＿＿＿＿＿

（２）加齢変化により高齢者で増加するのはどれか。

　　1．残尿量

　　2．膀胱容量

　　3．腎臓の濾過率

　　4．１回の尿量　　　　　　　　　　　解答＿＿＿＿＿＿＿＿＿＿

（３）トイレの場所がわからずに生じた失禁は、つぎのうちどれか。

　　1．機能性尿失禁

　　2．切迫性尿失禁

　　3．溢流性尿失禁

　　4．腹圧性尿失禁　　　　　　　　　　解答＿＿＿＿＿＿＿＿＿＿

（４）高齢者の機能性便秘の原因として誤っているものはどれか。

　　1．腹圧の低下

　　2．大腸粘膜からの粘液分泌亢進

　　3．排便反射の減弱

　　4．腸管の運動機能の低下　　　　　　解答＿＿＿＿＿＿＿＿＿＿

第28回 高齢者の生活と看護⑥ 清潔

実施日　　　月　　　日

正解：　／ 14 問

制限時間 5分

1 文章を読み、正しいものには○、誤っているものには×を書きなさい。

（1）皮膚を清潔にすることで、皮膚のバリア機能は高まる。

解答＿＿＿＿＿＿＿＿＿＿

（2）高齢者の入浴の介助では、弱酸性の洗浄剤を用いる。

解答＿＿＿＿＿＿＿＿＿＿

（3）循環機能が低下した高齢者へは、半身浴は行わない。

解答＿＿＿＿＿＿＿＿＿＿

（4）高齢者の入浴時には、入浴剤は使用しない。

解答＿＿＿＿＿＿＿＿＿＿

（5）足浴時の湯温は、37 ～ 39℃ほどが適する。

解答＿＿＿＿＿＿＿＿＿＿

（6）高齢者への清拭時は、汚れを落とすためにできるだけ
　　　強く拭く。

解答＿＿＿＿＿＿＿＿＿＿

（7）皮膚のしわは、伸展させて清拭する。

解答＿＿＿＿＿＿＿＿＿＿

（8）高齢者への陰部洗浄は、時間を決めて行う。

解答＿＿＿＿＿＿＿＿＿＿

（9）寝衣の素材は木綿が適する。

解答＿＿＿＿＿＿＿＿＿＿

（10）高齢者が義歯を使用している場合には、歯磨きの
　　　必要はない。

解答＿＿＿＿＿＿＿＿＿＿

2 つぎの設問に答えなさい。

（1）高齢者の清潔について、誤っているものはどれか。

　　1．高齢者自身の長年の清潔習慣を尊重する。

　　2．清潔の援助は、本人ではなくなるべく介助者が行う。

　　3．成人と同様に羞恥心に配慮する。

　　4．清潔にすることで社会参加への意欲を高める。　　　解答＿＿＿＿＿＿＿＿＿＿

（2）高齢者の入浴の看護について、正しいものはどれか。

　　1．湯温は42〜43℃とする。

　　2．脱衣所の室温を浴室より高くしておく。

　　3．食後30分以内の入浴をすすめる。

　　4．浴槽の高さは床から40cm程度がよい。　　　解答＿＿＿＿＿＿＿＿＿＿

（3）高齢者へのフットケアについて、誤っているものはどれか。

　　1．爪はスクエアオフに切る。

　　2．爪切りは入浴後や足浴後に行う。

　　3．足浴の時間は5〜10分程度とする。

　　4．足浴後は足をドライヤーで乾燥させる。　　　解答＿＿＿＿＿＿＿＿＿＿

（4）義歯の清潔について、正しいものはどれか。

　　1．清掃するときは、装着したまま行う。

　　2．取り外した義歯はよく乾燥させて保存する。

　　3．清掃するときは、歯磨き粉を用いない。

　　4．50℃程度の湯を用いて洗い流す。　　　解答＿＿＿＿＿＿＿＿＿＿

第29回 高齢者の生活と看護⑦ 活動と休息・睡眠

実施日　　月　　日

正解：　　／14問

制限時間 5分

1 文章を読み、正しいものには○、誤っているものには×を書きなさい。

（1）老年期は、睡眠が深くなる傾向がある。

解答

（2）老年期の喪失体験は、睡眠障害の原因となる。

解答

（3）夜間に十分に眠れなかった高齢者には、
翌日の日中に多めに睡眠をとらせる。

解答

（4）夜間には明るい光を浴びないようにする。

解答

（5）起床時は部屋のカーテンを開けて明るくする。

解答

（6）入院中は、趣味や娯楽などの活動をなるべく控える。

解答

（7）睡眠相前進症候群では、入眠時刻と覚醒時刻が
著しく早くなる。

解答

（8）高齢者の不眠には、睡眠薬の使用が第一選択である。

解答

（9）高齢者に睡眠薬を用いる場合には、作用時間の
長いものを選ぶ。

解答

（10）睡眠薬は、必ず就寝の直前に服用する。

解答

2 つぎの設問に答えなさい。

（1）老年期の睡眠の変化について、誤っているものはどれか。

1．レム睡眠が増える。

2．多相性の睡眠になる。

3．夜間に目覚めることが多くなる。

4．日中の居眠りが増える。　　　　　　　　　　解答＿＿＿＿＿＿＿＿＿＿

（2）老年期の加齢に伴う睡眠の変化で正しいものはどれか。

1．早朝覚醒をきたしやすい。

2．就寝時刻が遅くなる。

3．就寝から入眠までの時間が短くなる。

4．中途覚醒の回数は減る。　　　　　　　　　　解答＿＿＿＿＿＿＿＿＿＿

（3）高齢者の活動と休息のリズムの調整について最も適切なものはどれか。

1．眠くなくても昼寝をさせる。

2．昼食後に入浴をする。

3．水分を多めに摂って就寝する。

4．午前中に日光を浴びる機会をつくる。　　　　解答＿＿＿＿＿＿＿＿＿＿

（4）夜間の不眠を訴える高齢者への看護として適切ではないものはどれか。

1．しばらく患者の話を聴く。

2．睡眠前の足浴を提案する。

3．眠れなくても目をつぶっているように伝える。

4．日中の軽い運動をすすめる。　　　　　　　　解答＿＿＿＿＿＿＿＿＿＿

第**30**回

高齢者の生活と看護⑧
コミュニケーション

実施日　　月　　日

正解：　／14問

制限時間 5分

1 文章を読み、正しいものには○、誤っているものには×を書きなさい。

（1）高齢者とは、常に共感的な態度で接する。　　　解答＿＿＿＿＿＿＿＿

（2）高齢者と会話をするときは、部屋の照明を少し暗くする。　解答＿＿＿＿＿＿＿＿

（3）高齢者とは、親しみをもって子ども言葉で会話をする。　解答＿＿＿＿＿＿＿＿

（4）難聴の高齢者と話すときは、ゆっくり話すようにする。　解答＿＿＿＿＿＿＿＿

（5）高齢者とは、言語的コミュニケーションを中心にして
接する。　　　解答＿＿＿＿＿＿＿＿

（6）構音障害は、大脳皮質の障害によって起こる。　解答＿＿＿＿＿＿＿＿

（7）脳血管疾患は、構音障害の原因となる。　解答＿＿＿＿＿＿＿＿

（8）失語症の高齢者との会話では、五十音表の活用が
有効である。　　　解答＿＿＿＿＿＿＿＿

（9）老人性の難聴では、両耳の聴力が同時に低下する。　解答＿＿＿＿＿＿＿＿

（10）難聴の高齢者との会話では、音を１つずつ区切って
話すようにする。　　　解答＿＿＿＿＿＿＿＿

2 つぎの設問に答えなさい。

（1）老年期の加齢に伴う聴覚の変化に対するコミュニケーションの工夫で、適切ではないものはどれか。

    1．子音をとくにはっきりと発音する。

    2．声が反響しにくい部屋を選ぶ。

    3．注意を向けてから話し始める。

    4．高めの声で話すようにする。　　　　　　　解答＿＿＿＿＿＿＿＿＿

（2）構音障害のある高齢者とのコミュニケーション方法として誤っているものはどれか。

    1．口を大きく開けて話すように伝える。

    2．言っていることがわからなくてもそのままにする。

    3．五十音表を活用する。

    4．身ぶりや手ぶりも活用する。　　　　　　　解答＿＿＿＿＿＿＿＿＿

（3）老人性難聴について正しいのはどれか。

    1．まれに顔面神経麻痺を生じる。

    2．大きな音を聞くと、めまいを生じる。

    3．聴力低下に比べて言葉の聞き取りの悪化の訴えが多い。

    4．ときに騒音下で言葉の聞き取りが改善する現象がみられる。

                               解答＿＿＿＿＿＿＿＿＿

（4）難聴のある高齢者への看護として適切ではないものはどれか。

    1．耳垢の有無を確認する。

    2．静かな環境で話す。

    3．耳元で大きな声で話す。

    4．注意を引いてから話し始める。　　　　　　解答＿＿＿＿＿＿＿＿＿

終末期の看護

1 文章を読み、正しいものには○、誤っているものには×を書きなさい。

（1）ターミナルケアでは、苦痛の緩和よりも延命措置に重点をおく。　　解答＿＿＿＿

（2）終末期では、インフォームドコンセントは必要ない。　　解答＿＿＿＿

（3）終末期の終盤では尿量の減少がみられる。　　解答＿＿＿＿

（4）家族が希望する場合には、死後の処置を一緒に行う。　　解答＿＿＿＿

（5）グリーフケアは、患者の死後に行う。　　解答＿＿＿＿

2 文中の空欄に当てはまる語句・数字を書きなさい。

（1）アドバイスディレクティブとは、［　　　　　　　　　　］指示のことをいう。

（2）終末期医療に対する自らの意思表示を［　　　　　　　　　］ウィルという。

（3）DNARとは、［　　　　　　　　　］の拒否を示す。

（4）キュブラー・ロスは死にゆく人の心理過程を［　　　　　　　］段階で示した。

（5）キュブラー・ロスの死にゆく人の心理過程の第３段階は［　　　　　　　　　　］である。

3 つぎの設問に答えなさい。

（1）アドバンスディレクティブについて誤っているものはどれか。

1．口頭でも意思表示ができる。

2．法的な拘束力はない。

3．財産の管理者の指定ができる。

4．代理人の指名ができる。　　　　　　　　解答＿＿＿＿＿＿＿＿＿＿

（2）死の恐怖を訴える終末期の高齢者へのケアで最も適切なものはどれか。

1．落ち込まないように励ます。

2．楽しい話題で気分を変える。

3．睡眠薬の使用を検討する。

4．いつでも家族と会えるように配慮する。　解答＿＿＿＿＿＿＿＿＿＿

（3）終末期の高齢者と家族の看護で適切でないものはどれか。

1．患者が語る思い出話に耳を傾ける。

2．食欲がないときは非経口的栄養法を優先する。

3．蘇生に対する患者と家族の意思を把握する。

4．臨死期に起こる身体徴候について説明しておく。　解答＿＿＿＿＿＿＿＿＿＿

（4）「1人で死ぬのは寂しい」と訴える高齢者に対する声がけとして最も適切なものはどれか。

1．「家族に心配かけてはいけませんよ」

2．「できるだけそばにいますよ」

3．「死ぬときはみんな1人ですよ」

4．「楽しいことを考えましょう」　　　　　解答＿＿＿＿＿＿＿＿＿＿

第32回　高齢者と疾患①

実施日　　月　　日

正解：　／14問

制限時間 5分

1 文章を読み、正しいものには○、誤っているものには×を書きなさい。

（1）軽症の脳卒中の場合には、安静にして様子をみる。

解答＿＿＿＿＿＿＿＿＿

（2）脳卒中の発症は、高齢者の生活習慣が関係する。

解答＿＿＿＿＿＿＿＿＿

（3）心臓でできた血栓が脳で引き起こす脳梗塞を
ラクナ梗塞という。

解答＿＿＿＿＿＿＿＿＿

（4）血管性認知症は、高齢者で最も多い認知症である。

解答＿＿＿＿＿＿＿＿＿

（5）血管性認知症は、他の認知症に比べて急激に発症する。

解答＿＿＿＿＿＿＿＿＿

（6）血管性認知症では、まだら認知症が起こりやすい。

解答＿＿＿＿＿＿＿＿＿

（7）パーキンソン病は、ドパミンの過剰分泌が原因となる。

解答＿＿＿＿＿＿＿＿＿

（8）パーキンソン病の症状には、日内変動がある。

解答＿＿＿＿＿＿＿＿＿

（9）心不全の重症度分類として、ホーン・ヤール重症度分類
が用いられる。

解答＿＿＿＿＿＿＿＿＿

（10）重症の心不全では、起座位は禁忌である。

解答＿＿＿＿＿＿＿＿＿

2 つぎの設問に答えなさい。

（1）高齢者の脳卒中についての説明で、誤っているものはどれか。

　　1．65歳以上の要介護を引き起こす疾患として最も多い。

　　2．脳梗塞の前駆症状として一過性脳虚血発作がみられる。

　　3．発症後、早期の関節可動域訓練は禁忌である。

　　4．罹患後に抑うつがみられることがある。　　　　解答＿＿＿＿＿＿＿＿＿＿

（2）パーキンソン病の４大症状に含まれないものはどれか。

　　1．安静時振戦

　　2．姿勢反射障害

　　3．無動・寡動

　　4．筋弛緩　　　　　　　　　　　　　　　　　　解答＿＿＿＿＿＿＿＿＿＿

（3）パーキンソン病の症状について誤っているものはどれか。

　　1．仮面様顔貌になる。

　　2．腕を振らずに歩く。

　　3．左右非対称で症状が現れる。

　　4．まばたきが増える。　　　　　　　　　　　　解答＿＿＿＿＿＿＿＿＿＿

（4）パーキンソン病による自律神経症状に含まれないものはどれか。

　　1．抑うつ

　　2．排尿障害

　　3．起立性低血圧

　　4．便秘　　　　　　　　　　　　　　　　　　　解答＿＿＿＿＿＿＿＿＿＿

第33回　高齢者と疾患②

1 文章を読み、正しいものには○、誤っているものには×を書きなさい。

（1）高齢者は、若年者に比べて感染症に罹患しやすい。　　　　解答＿＿＿＿＿＿＿

（2）高齢者の肺炎は、若年者に比べて重症化しやすい。　　　　解答＿＿＿＿＿＿＿

（3）65歳以上の高齢者の死因として、肺炎は悪性新生物を
　　　上回る。　　　　解答＿＿＿＿＿＿＿

（4）肺炎では、高齢になるほどC反応性タンパクが
　　　上昇しやすくなる。　　　　解答＿＿＿＿＿＿＿

（5）緑膿菌は、院内肺炎の原因菌となる。　　　　解答＿＿＿＿＿＿＿

（6）老化による気道の線毛運動の亢進が肺炎を引き起こす。　　　　解答＿＿＿＿＿＿＿

（7）インフルエンザによる死亡の多くは高齢者が占める。　　　　解答＿＿＿＿＿＿＿

（8）高齢者のインフルエンザでは、高熱が出ないこともある。　解答＿＿＿＿＿＿＿

（9）インフルエンザの流行を確認してからワクチンを
　　　接種するのがよい。　　　　解答＿＿＿＿＿＿＿

（10）マスクの着用は、高齢者のインフルエンザ予防に
　　　有効である。　　　　解答＿＿＿＿＿＿＿

2　つぎの設問に答えなさい。

（1）高齢者に誤嚥性肺炎が多い理由について誤っているものはどれか。

　　1．嚥下反射の低下

　　2．胃酸分泌の低下

　　3．咳反射の低下

　　4．口腔内自浄作用の低下　　　　　　　　解答＿＿＿＿＿＿＿＿＿

（2）高齢者における肺炎の三次予防はどれか。

　　1．口腔内の衛生管理

　　2．肺炎球菌ワクチンの接種

　　3．健康診断での胸部エックス線撮影

　　4．呼吸リハビリテーション　　　　　　　解答＿＿＿＿＿＿＿＿＿

（3）高齢者の肺炎に対する治療・ケアとして誤っているものはどれか。

　　1．水分の摂取制限

　　2．抗菌薬の投与

　　3．去痰薬の投与

　　4．低酸素血症時の酸素療法　　　　　　　解答＿＿＿＿＿＿＿＿＿

（4）高齢者のノロウイルス感染症対策として誤っているものはどれか。

　　1．対症療法として水分補給を行う。

　　2．ワクチンを接種する。

　　3．排泄物を処理する際には標準予防策を行う。

　　4．嘔吐がみられるときには側臥位にする。　解答＿＿＿＿＿＿＿＿＿

第34回 高齢者と疾患③

1 文章を読み、正しいものには○、誤っているものには×を書きなさい。

（1）加齢による骨粗しょう症は、原発性骨粗しょう症である。

解答＿＿＿＿＿＿＿＿＿

（2）閉経による骨粗しょう症は、続発性骨粗しょう症に分類される。

解答＿＿＿＿＿＿＿＿＿

（3）老年期の骨吸収の低下は、骨粗しょう症を引き起こす。

解答＿＿＿＿＿＿＿＿＿

（4）老年期の骨粗しょう症は、男性よりも女性で多くみられる。

解答＿＿＿＿＿＿＿＿＿

（5）ウォーキングは老年期の骨粗しょう症予防に有効である。

解答＿＿＿＿＿＿＿＿＿

（6）骨粗しょう症の高齢者では、血清カルシウム値が高値を示す。

解答＿＿＿＿＿＿＿＿＿

（7）骨粗しょう症の高齢者では、脆弱性骨折が起こりやすい。

解答＿＿＿＿＿＿＿＿＿

（8）脆弱性骨折の有無は骨粗しょう症の診断基準の1つとされる。

解答＿＿＿＿＿＿＿＿＿

（9）骨密度が若年者の平均骨密度の50％以下の場合に原発性骨粗しょう症と診断される。

解答＿＿＿＿＿＿＿＿＿

（10）小児期のカルシウム摂取不足は、老年期での骨粗しょう症のリスクを高める。

解答＿＿＿＿＿＿＿＿＿

2 つぎの設問に答えなさい。

（1）高齢者が骨粗しょう症になりやすい原因として誤っているものはどれか。

　　1．運動量の減少

　　2．腎臓の機能低下

　　3．日光浴の減少

　　4．ビタミンKの過剰摂取　　　　　　　　　　　解答＿＿＿＿＿＿＿＿＿

（2）つぎのうち、原発性骨粗しょう症の原因とされるのはどれか。

　　1．生活習慣

　　2．ステロイド剤の服用

　　3．甲状腺機能亢進症

　　4．先天性の骨形成不全症　　　　　　　　　　　解答＿＿＿＿＿＿＿＿＿

（3）骨粗しょう症予防として適切ではないものはどれか。

　　1．納豆の摂取を控える。

　　2．きのこ類を摂取する。

　　3．乳製品を摂取する。

　　4．アルコールの過剰な摂取を控える。　　　　　解答＿＿＿＿＿＿＿＿＿

（4）骨粗しょう症の治療薬として誤っているものはどれか。

　　1．カルシウム拮抗薬

　　2．ビスホスホネート製剤

　　3．活性型ビタミンD_3製剤

　　4．女性ホルモン製剤　　　　　　　　　　　　　解答＿＿＿＿＿＿＿＿＿

第**35**回　**高齢者と疾患④**

実施日　　月　　日

正解：　／**14**問

制限時間 **5**分

1 文章を読み、正しいものには○、誤っているものには×を書きなさい。

（1）褥瘡は、骨の突出した部分に発生しやすい。

解答＿＿＿＿＿＿＿

（2）90度座位は、仙骨部の褥瘡を引き起こす。

解答＿＿＿＿＿＿＿

（3）車椅子を使用している高齢者では、坐骨結節部の褥瘡に注意する。

解答＿＿＿＿＿＿＿

（4）ブレーデンスケールの点数が低いほど、褥瘡発生リスクは低い。

解答＿＿＿＿＿＿＿

（5）骨突出はブレーデンスケールの評価項目に含まれない。

解答＿＿＿＿＿＿＿

（6）浮腫は褥瘡の発生リスクを高める因子である。

解答＿＿＿＿＿＿＿

（7）強い発赤がみられる場合には、褥瘡予防のためにマッサージを施す。

解答＿＿＿＿＿＿＿

（8）褥瘡のある高齢者には、高タンパク食の提供を検討する。

解答＿＿＿＿＿＿＿

（9）大転子部に褥瘡が発生した場合には30度側臥位は禁忌である。

解答＿＿＿＿＿＿＿

（10）発生した褥瘡は、ドライヤーで乾燥させて治癒を促進する。

解答＿＿＿＿＿＿＿

2 つぎの設問に答えなさい。

（1）褥瘡を引き起こしやすい加齢変化に当てはまらないものはどれか。

　　1．骨の突出

　　2．関節の拘縮

　　3．低栄養

　　4．皮膚の弾力性亢進　　　　　　　　　　解答＿＿＿＿＿＿＿＿＿＿

（2）仰臥位による褥瘡の好発部位に含まれないものはどれか。

　　1．肩甲骨部

　　2．仙骨部

　　3．外果部

　　4．踵骨部　　　　　　　　　　　　　　　解答＿＿＿＿＿＿＿＿＿＿

（3）高齢者の褥瘡を引き起こす内的要因はどれか。

　　1．寝たきりによる長時間の圧迫

　　2．皮膚の知覚の低下

　　3．ヘッドアップ時のズレ

　　4．振戦による持続的な摩擦　　　　　　　解答＿＿＿＿＿＿＿＿＿＿

（4）褥瘡予防のための看護として適切ではないものはどれか。

　　1．ヘッドアップは30度までにする。

　　2．体圧分散器具を使用する。

　　3．円座（ドーナツ型クッション）を使用する。

　　4．２時間ごとに体位変換を行う。　　　　解答＿＿＿＿＿＿＿＿＿＿

第36回 高齢者と症状①

1 文章を読み、正しいものには○、誤っているものには×を書きなさい。

（1）高齢者の発熱は、若年者に比べて高熱になりやすい。　　解答＿＿＿＿＿＿＿＿＿＿

（2）高齢者の平熱は、若年者に比べると低い。　　解答＿＿＿＿＿＿＿＿＿＿

（3）高齢者の発熱時は、安静の保持が重要である。　　解答＿＿＿＿＿＿＿＿＿＿

（4）うつ熱の場合には、室温を上げて発汗を促す。　　解答＿＿＿＿＿＿＿＿＿＿

（5）うつ熱を訴える高齢者には、衣類を多めに着せる。　　解答＿＿＿＿＿＿＿＿＿＿

（6）加齢による筋肉量の減少は脱水を引き起こす要因と
　　　なる。　　解答＿＿＿＿＿＿＿＿＿＿

（7）利尿薬の服用は、脱水の発生を抑える。　　解答＿＿＿＿＿＿＿＿＿＿

（8）高齢者では、浮腫は下肢に比べて上肢で起こりやすい。　　解答＿＿＿＿＿＿＿＿＿＿

（9）浮腫が生じているときは、ゆるめの衣類を選択する。　　解答＿＿＿＿＿＿＿＿＿＿

（10）浮腫の発生は、皮膚の耐久性を低下させる。　　解答＿＿＿＿＿＿＿＿＿＿

2 つぎの設問に答えなさい。

（1）高齢者が脱水を起こしやすい理由として誤っているものはどれか。

1．渇中枢の感受性の上昇

2．体液量の減少

3．腎尿細管の再吸収力の低下

4．尿濃縮能力の低下　　　　　　　　　　解答＿＿＿＿＿＿＿＿＿＿

（2）高齢者が嘔吐したときの看護として適切ではないものはどれか。

1．胃部に冷罨法を行う。

2．仰臥位にして顔を上に向ける。

3．吐物をすみやかに処理する。

4．口腔ケアを行う。　　　　　　　　　　解答＿＿＿＿＿＿＿＿＿＿

（3）高齢者の嘔吐によるリスクに含まれないものはどれか。

1．脱水

2．誤嚥性肺炎

3．浮腫

4．低栄養　　　　　　　　　　　　　　　解答＿＿＿＿＿＿＿＿＿＿

（4）高齢者の浮腫とその原因の組み合わせとして誤っているものはどれか。

1．心性浮腫―――心拍出量の低下

2．静脈性浮腫―――長期の臥床

3．栄養障害性浮腫―――脂質の過剰摂取

4．腎性浮腫―――水・ナトリウムの排泄障害　　　解答＿＿＿＿＿＿＿＿＿＿

第37回 高齢者と症状②

実施日　　月　　日

正解：　／14問

制限時間 5分

1 文章を読み、正しいものには○、誤っているものには×を書きなさい。

（1）加齢によりかゆみの閾値が低下すると瘙痒が生じ
やすくなる。

解答＿＿＿＿＿＿＿

（2）老人性皮膚瘙痒症は、高齢者のもつ基礎疾患に起因する。

解答＿＿＿＿＿＿＿

（3）老人性皮膚瘙痒症は、皮脂分泌の少ない部位で
起こりやすい。

解答＿＿＿＿＿＿＿

（4）腎透析は、全身性の瘙痒を引き起こす。

解答＿＿＿＿＿＿＿

（5）老人性皮膚瘙痒症では、熱めの湯に長めに
つかることで症状が改善する。

解答＿＿＿＿＿＿＿

（6）硫黄入りの入浴剤は老人性皮膚瘙痒症の予防に効果的で
ある。

解答＿＿＿＿＿＿＿

（7）老年期では、皮膚の痛点が減少する。

解答＿＿＿＿＿＿＿

（8）頸椎症では、頸部の腫脹がみられる。

解答＿＿＿＿＿＿＿

（9）倦怠感は、ストレスなどの心的原因によっても生じる。

解答＿＿＿＿＿＿＿

（10）フェイススケールは高齢者の痛みの評価に適する。

解答＿＿＿＿＿＿＿

2 つぎの設問に答えなさい。

（1）老人性皮膚瘙痒症の特徴として誤っているものはどれか。

　　1．ドライスキンの高齢者で起こりやすい。

　　2．広範囲にわたって瘙痒が起こる。

　　3．夏季よりも冬季に起こりやすい。

　　4．体表に皮疹が認められる。　　　　　　　解答＿＿＿＿＿＿＿＿＿＿

（2）老人性皮膚瘙痒症の看護として適切ではないものはどれか。

　　1．電気毛布により保温する。

　　2．入浴後に尿素入りの保湿剤を塗布する。

　　3．肌着は木綿のものを使用する。

　　4．爪を短くして清潔にする。　　　　　　　解答＿＿＿＿＿＿＿＿＿＿

（3）汎発性皮膚瘙痒症の原因に含まれないものはどれか。

　　1．膣カンジダ症

　　2．慢性腎不全

　　3．肝疾患

　　4．痛風　　　　　　　　　　　　　　　　　解答＿＿＿＿＿＿＿＿＿＿

（4）疥癬についての説明で誤っているものはどれか。

　　1．ヒトからヒトへ感染する。

　　2．通常疥癬の潜伏期間は1〜2ヶ月である。

　　3．ヒゼンダニによる感染症である。

　　4．通常疥癬にくらべ角化型疥癬の方がかゆみが強い。　解答＿＿＿＿＿＿＿＿＿＿

第38回 高齢者と介護①

実施日　　月　　日

正解：　／14問

制限時間 5分

1 文章を読み、正しいものには○、誤っているものには×を書きなさい。

（1）介護保険制度は、2000年から施行された制度である。

解答＿＿＿＿＿＿＿＿＿

（2）民間活力の活用は、介護保険制度の理念として掲げられている。

解答＿＿＿＿＿＿＿＿＿

（3）利用者自らサービスを選択・決定できるのが介護保険制度の基本である。

解答＿＿＿＿＿＿＿＿＿

（4）介護保険の加入は、65歳以上の高齢者に義務付けられている。

解答＿＿＿＿＿＿＿＿＿

（5）介護保険制度では、65歳以上の被保険者を第1号被保険者という。

解答＿＿＿＿＿＿＿＿＿

（6）介護保険の保険者は、国である。

解答＿＿＿＿＿＿＿＿＿

（7）介護保険を利用する場合には、居住地の市町村に申請する。

解答＿＿＿＿＿＿＿＿＿

（8）介護保険サービスの利用者の負担は原則3割である。

解答＿＿＿＿＿＿＿＿＿

（9）要支援と認定された者は、介護保険の施設サービスは利用できない。

解答＿＿＿＿＿＿＿＿＿

（10）通所介護（デイサービス）は介護保険制度における居宅サービスである。

解答＿＿＿＿＿＿＿＿＿

2 つぎの設問に答えなさい。

（1）介護保険制度の目的・理念として誤っているものはどれか。

1．高齢者の尊厳の保持

2．予防とリハビリテーションによる自立支援

3．高齢者自身の負担による制度の維持

4．在宅での介護の重視　　　　　　　　　　　解答＿＿＿＿＿＿＿＿＿＿＿

（2）要介護認定についての説明で正しいものはどれか。

1．被保険者の状態により5段階に区分される。

2．申請後、30日以内に判定結果が通知される。

3．二次判定はコンピュータにより行われる。

4．家族の意見書が判定の基準の1つである。　　解答＿＿＿＿＿＿＿＿＿＿＿

（3）介護保険制度における地域密着型サービスではないものはどれか。

1．介護老人福祉施設

2．認知症対応型共同生活介護（グループホーム）

3．認知症対応型通所介護

4．小規模多機能型居宅介護　　　　　　　　　解答＿＿＿＿＿＿＿＿＿＿＿

（4）ケアマネジャーについての説明で正しいものはどれか。

1．訪問看護指示書を作成することができる。

2．資格の取得には、看護師資格が必須である。

3．国が定める国家資格である。

4．介護保険利用の代行申請を行うことができる。　解答＿＿＿＿＿＿＿＿＿＿＿

第39回 高齢者と介護②

実施日　　月　　日

正解：　／14問　制限時間 5分

1 文章を読み、正しいものには○、誤っているものには×を書きなさい。

（1）介護老人保健施設は、施設を終生利用する者を対象とする。

解答＿＿＿＿＿＿＿＿＿

（2）介護老人保健施設では、看護職員よりも介護職員の割合が多い。

解答＿＿＿＿＿＿＿＿＿

（3）介護老人福祉施設では、日常生活上の世話や機能訓練が行われる。

解答＿＿＿＿＿＿＿＿＿

（4）グループホームでは、夜間は職員が不在となる。

解答＿＿＿＿＿＿＿＿＿

（5）グループホームでは、利用者の光熱費は無料である。

解答＿＿＿＿＿＿＿＿＿

（6）介護老人保健施設には、常勤医の配置が義務付けられている。

解答＿＿＿＿＿＿＿＿＿

（7）レスパイトケアは、介護負担の軽減に有効である。

解答＿＿＿＿＿＿＿＿＿

（8）要介護者について、介護が必要となった原因で最も多いのは骨折である。

解答＿＿＿＿＿＿＿＿＿

（9）介護者の介護負担には、経済的負担も含まれる。

解答＿＿＿＿＿＿＿＿＿

（10）研修を受ければ介護職員でも、たんの吸引ができる。

解答＿＿＿＿＿＿＿＿＿

2 つぎの設問に答えなさい。

（1）介護老人福祉施設の説明で適切なものはどれか。

　　1．市町村の措置により入所する。

　　2．入所できるのは要介護の高齢者のみである。

　　3．常勤する医師がいなくてはならない。

　　4．入所者数 100 人につき 1 人の看護職員がいる。　　解答＿＿＿＿＿＿＿＿＿＿

（2）介護老人保健施設の説明で誤っているものはどれか。

　　1．理学療法士や作業療法士の配置が義務付けられている。

　　2．生活援助とリハビリテーションを中心に行う。

　　3．希望すれば訪問看護サービスを受けることができる。

　　4．入所者 100 人につき 9 人の看護職員がいる。　　解答＿＿＿＿＿＿＿＿＿＿

（3）近年の介護者の現状で正しいものはどれか。

　　1．介護者の年齢は年々低くなっている。

　　2．被介護者との続柄で最も多いのは息子である。

　　3．介護者は、男性よりも女性の割合が高い。

　　4．介護者の 8 割は終日介護をしている。　　解答＿＿＿＿＿＿＿＿＿＿

（4）つぎのうち、研修を受けた介護職員が実施可能なものはどれか。

　　1．静脈内注射

　　2．人工呼吸器の管理

　　3．一時的導尿

　　4．経管栄養　　解答＿＿＿＿＿＿＿＿＿＿

第40回　在宅高齢者への看護と介護

実施日　　　月　　　日

正解：　／14問

制限時間　5分

1　文章を読み、正しいものには○、誤っているものには×を書きなさい。

（1）在宅療養支援診療所は、24時間の往診や訪問看護が可能である。

解答＿＿＿＿＿＿＿＿＿＿

（2）療養通所介護は、介護保険の適用外である。

解答＿＿＿＿＿＿＿＿＿＿

（3）介護予防プログラムの対象は、要介護の高齢者である。

解答＿＿＿＿＿＿＿＿＿＿

（4）在宅看護の現場では、訪問看護師は高齢者の医薬品を処方できる。

解答＿＿＿＿＿＿＿＿＿＿

（5）訪問看護指示書は、訪問看護ステーションの看護師が交付する。

解答＿＿＿＿＿＿＿＿＿＿

（6）訪問看護は、医療保険もしくは介護保険が利用できる。

解答＿＿＿＿＿＿＿＿＿＿

（7）介護保険による訪問看護の自己負担は、１割である。

解答＿＿＿＿＿＿＿＿＿＿

（8）介護保険による訪問介護の利用は、週に３回が限度である。

解答＿＿＿＿＿＿＿＿＿＿

（9）訪問看護師は、訪問時に中心静脈栄養の実施と管理ができる。

解答＿＿＿＿＿＿＿＿＿＿

（10）訪問看護師は、膀胱留置カテーテルの交換を実施できない。

2 つぎの設問に答えなさい。

（1）訪問看護サービスの創設を示したのはどれか。

1．高齢者対策基本法

2．新ゴールドプラン

3．ゴールドプラン21

4．オレンジプラン　　　　　　　　　　　　解答＿＿＿＿＿＿＿＿＿＿

（2）地域包括支援センターが行う包括的支援事業に含まれないものはどれか。

1．高齢者の権利擁護

2．介護予防ケアマネジメント

3．総合相談支援業務

4．介護認定　　　　　　　　　　　　　　　解答＿＿＿＿＿＿＿＿＿＿

（3）療養通所介護の事業所の管理者となれるのはどれか。

1．看護師

2．介護福祉士

3．ケアマネジャー

4．医師　　　　　　　　　　　　　　　　　解答＿＿＿＿＿＿＿＿＿＿

（4）在宅療養中の高齢者支援として専門職チームが活動するときに、最も重要なのはどれか。

1．各職種の独自の行動

2．年１回の活動評価

3．職種間での目標の統一

4．近隣住民への活動状況の情報提供　　　　解答＿＿＿＿＿＿＿＿＿＿

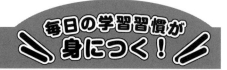

1日5分の小テストで実力アップ！
テストに必要不可欠なスピードを養うドリルテキスト

毎日コツコツ スピードトレーニング

5分間テストシリーズ

編集　SENKOSHAメディカルドリル編集部

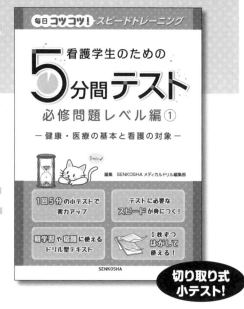

毎日コツコツ！ スピードトレーニング

看護学生のための
5分間テスト
必修問題レベル編①
－健康・医療の基本と看護の対象－

編集　SENKOSHAメディカルドリル編集部

1回5分の小テストで実力アップ

テストに必要なスピードが身につく！

朝学習や宿題に使えるドリル型テキスト

1枚ずつはがして使える！

切り取り式小テスト！

　本書は、看護学生が覚えておきたい知識を小テスト形式でまとめたドリル教材です。無理のないボリュームのテストに毎日少しずつ取り組むことで、試験を意識した学習ができます。

　看護師国家試験などでは、たくさんの問題を限られた時間内に正確に解く必要があります。本書では1回のテストの制限時間を5分間に設定しているので、その時間の中で、速く、そして正確に解くトレーニングができます。シリーズの第1弾は「必修問題レベル編」です。看護師国家試験の必修問題をベースにした基本的なレベルの内容になっているので、1年生のうちからでも無理なくコツコツと学習することができます。

まずは基本レベルを押さえる！
必修問題レベル編
（全3巻）

② 人体・症状・疾患の理解

定価：本体：900円＋税　A5判・96頁
ISBN978-4-906852-20-8

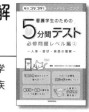

人体に関する基本的な知識を臓器系統別に学習し、さらに試験に出やすい主要な症状や疾患についても力試しができる1冊です。

① 健康・医療の基本と看護の対象

定価：本体：800円＋税　A5判・80頁
ISBN978-4-906852-19-2

人口動態や人口静態、社会保障制度、健康から、医療倫理、患者の人権、看護に関係する法規、そして看護の対象となる人間の理解まで、看護学の基本を網羅しました。

③ 看護技術の実践に必要な知識

定価：本体：800円＋税　A5判・80頁
ISBN978-4-906852-21-5

看護過程や患者とのコミュニケーションといった基本技術、そして日常生活援助と診療の補助技術についての必須の知識を確認できます。

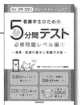

1回たった5分のテストだから、朝学習などに最適な教材。

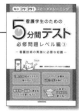

1枚ずつ切り取って使えるから、小テストとして使いやすい！

すべての問題に簡潔な解説がついているから自己学習に最適。

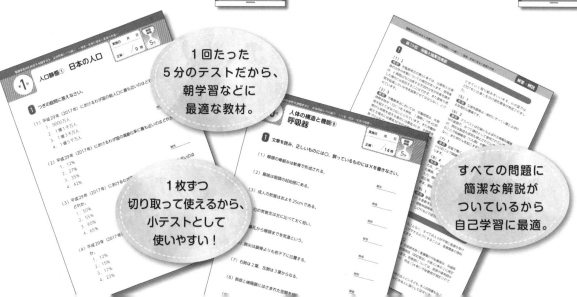

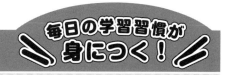

毎日の学習習慣が身につく！

1日5分の小テストで実力アップ！
テストに必要不可欠なスピードを養うドリルテキスト

毎日コツコツ スピードトレーニング〈看護学生のための5分間テスト〉

解剖生理学レベルアップテスト50

監修 三井由香（長野保健医療大学講師） 編集 SENKOSHAメディカルドリル編集部

本体1,300円＋税　B5判／104頁＋別冊解答集48頁
ISBN978-4-906852-25-3

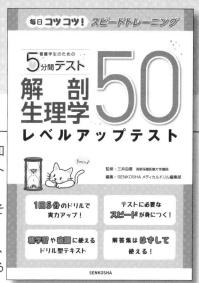

　看護学生のための5分間テストシリーズは、看護学生が覚えておきたい知識を 小テスト形式でまとめたドリル教材 です。無理のないボリュームのテストに毎日少しずつ取り組むことで、試験を意識した学習ができます。

　本シリーズでは 1回のテストの制限時間を5分間に設定 しているので、その時間の中で、速く、そして正確に解くトレーニング ができます。

　本書は、看護師国家試験の過去問や解剖生理学のテキストなどをベースに、試験や実践で役立つ知識をドリル化した教材です。解答が別冊 になっているので、小テストや課題学習に最適 の1冊です。

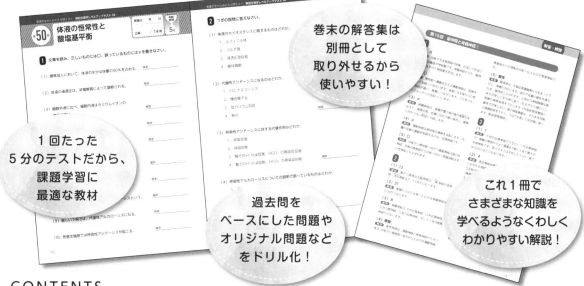

巻末の解答集は別冊として取り外せるから使いやすい！

1回たった5分のテストだから、課題学習に最適な教材

過去問をベースにした問題やオリジナル問題などをドリル化！

これ1冊でさまざまな知識を学べるようなくわしくわかりやすい解説！

CONTENTS

入学前に人体の基本をざっとおさえる！
要点整理とドリルだから初学者でも無理なく学習！

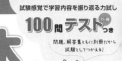

NEW 0時間目のメディカルドリル

人体のしくみとはたらき

要点整理&ドリル **第4版**

入学前から差をつける解剖生理学のキホン

編集 SENKOSHAメディカルドリル編集部

本体1,400円＋税　AB判／80頁＋別冊100問テスト＆別冊100問テスト解答集
ISBN978-4-906852-23-9

　解剖生理学を学習する前に、まずは知っておきたい人体の基本を学習するドリル。17の系統ごとに要点整理とおさらいドリルで学習するから、未学習内容でも無理なく知識を身につけることができます。別冊で学習内容を振り返るテストがついているから、入学予定者への予習用課題として最適の書。教科書が読みやすくなり、授業が聞きやすくなることで、入学後の学習効率がアップします。

本書のポイント

- ●最新の知見をもとに加筆・修正した第4版
- ●要点整理とドリルを組み合わせたハイブリッドテキスト
- ●初学者でも理解できるようにこだわった平易な解説
- ●17項目で人体をざっと学べる最適なボリューム
- ●別冊のテストを入学後の力試しとして活用できる！

CONTENTS

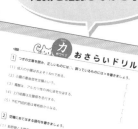

章ごとのおさらいドリルで
知識を確認しながら学習

初学者を対象とした
簡潔な解説だから
わかりやすい！

本体ドリルの
内容を振り返る
100問テスト付き！

100問テストの
解答集も別冊だから
課題として
使いやすい！

センモン（1000問）学校でレベルアップしよう！

レベル別 メディカルドリル

看護1000問学校
かんごセンモンがっこう

解剖生理学科

監修 安谷屋均 沖縄県立看護大学教授
編集 SENKOSHAメディカルドリル編集部

本体1,600円＋税　A5判／224頁
ISBN978-4-906852-08-6

　解剖生理学の知識を1000問もの問題を解きながら学習するドリル。レベル1、2、3と難易度ごとに設けられた各300問によって、初学者でも一歩ずつ無理なくレベルアップが可能です。また、卒業試験として設けられた試験さながらの4択問題で、確実な知識が身につきます。問題は一問一答式の○×問題、判型はコンパクトなA5判だから、いつでもどこでも取り組みやすく、テンポよく学習できます。

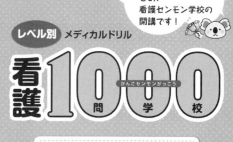

さあ、看護センモン学校の開講です！

レベル別 メディカルドリル

看護1000問学校
かんごセンモンがっこう

解剖生理学科

監修 安谷屋 均 沖縄県立看護大学教授
編集 SENKOSHAメディカルドリル編集部

- 3つのレベルで **ムリ**なく！
- いつでもどこでも **ムダ**なく！
- 1問1答の ○✕ 問題で **テンポ**よく！

重要語句が隠れる赤シートつき！

SENKOSHA

今までにないレベル別構成！
例題のように同じ内容を問う問題でもより深い理解が必要になります。

初級編　まず覚えておきたい基本レベル
レベル1の初級編では、初歩の初歩を確認！
例題：グルカゴンは副腎皮質ホルモンである
➡まずは基本的な構造や機能についての理解を求める問題です。

中級編　准看護師資格試験問題レベル
レベル2の中級編では、問題がレベルアップ！
例題：グルカゴンは血糖が低下すると分泌される
➡構造や機能についてしっかりとした理解を求める問題が多くあります。

上級編　看護師国家試験問題レベル
レベル3の上級編では、より深い理解を求める問題に！
例題：グルカゴンはグリコーゲンの分解を促進する
➡確実な知識に裏付けられた理解力、応用力が求められる問題ばかりです。

左頁に問題、右頁に解答・解説を収載！10問ごとに見開きで学習できるからテンポよく学べるよ。

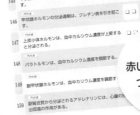

重要語句と答えは赤字になっているよ！赤い文字だけ隠れる赤チェックシートがついているから苦手項目は何度もチャレンジ！

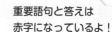

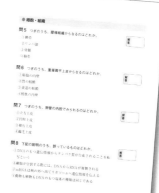

レベル1〜3の各300問、合計900問をクリアしたら、卒業試験の100問に挑戦しよう！4択問題だから模擬試験感覚で実践的！

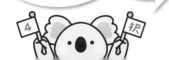

商品のご購入と発送について

　弊社の書籍は書店やインターネット通販サイトなどを通してご購入が可能です。その際は各書店、サイトへ直接お申し込み下さい。

　弊社から直接ご購入を希望される場合は、誠に勝手ながら**代金先払い**とさせて頂いております。下記の必要事項をご記入の上、**FAX**もしくは**メール**にてお申し込み下さい。お申し込み確認後、こちらからご購入代金のご連絡を差し上げますので、指定の口座（郵便振替もしくは銀行振り込み）へのご入金をお願いいたします。なお、恐れ入りますがお振込の際の手数料はお客様負担とさせて頂いております。

　お客様からのご入金を確認後、商品の方をご指定の送付先へ発送いたします。発送手数料につきましては、下記をご参照ください。

　在庫状況によってはお待たせする場合もございますのでご了承ください。品切れ等がありました際には、その旨もご連絡させて頂きます。

【お申込 FAX・メール】

FAX	03（5228）0396
mail	n-senkosha@bf7.so-net.ne.jp

送品手数料	
1～2冊	200円
3～4冊	400円
5～9冊	500円
10冊以上	送料無料

※沖縄県及び一部離島を除く。

【必要事項】

①ご注文書名　②ご注文冊数　③送付先ご住所　④お電話番号　⑤施設名（学校名）　⑥お名前
をご記入の上、上記のFAXもしくはメールの宛先までお申込ください。

※お預かりした個人情報は、商品の発送および商品のご案内以外には一切使用いたしません。
※ご指定の書店様からのご購入をご希望の際は、書店様へご相談ください。但し、お取扱い頂けない場合もございますのでご了承ください。

●ご注文・お問い合わせ先　　〒162-0801　東京都新宿区山吹町334　TEL/FAX：03-5228-0396
http://senkosha.jimdo.com/
mail：n-senkosha@bf7.so-net.ne.jp

株式会社 宣 広 社

[参考文献]「系統別看護学講座　専門Ⅱ　老年看護学」（医学書院）／「系統別看護学講座 専門Ⅰ 看護学概論 基礎看護学1」（医学書院）／「系統別看護学講座 専門基礎 解剖生理学 人体の構造と機能1」（医学書院）／「みるみる老年看護 第4版」（医学評論社）

毎日コツコツ！スピードトレーニング
看護学生のための5分間テスト
老年看護学レベルアップテスト40

2020年10月20日　第1版第1刷　発行

編　　集	SENKOSHAメディカルドリル編集部
発 行 者	中村誠良
発行・発売	株式会社宣広社　〒162-0801 東京都新宿区山吹町334　電話 03-5228-0396
印刷・製本	株式会社平河工業社

装丁／本文デザイン／DTP：アルファー・ワン

●お問い合わせは、出版企画部へお願いします（電話　03-5228-0396）
ISBN978-4-906852-26-0　C3047　Printed in Japan

取りはずして
使える！

毎日 **コツコツ！** スピードトレーニング

看護学生のための
5分間テスト

老年
看護学

40

レベルアップテスト

解答と解説

編集 ● SENKOSHA メディカルドリル編集部

SENKOSHA

第１回　老年期の成熟と発達

（1）×

解説　成年期以降、一般的に身体の成長は止まり、その機能も衰えていきます。その衰退は老年期において顕著になりますが、一方で精神的、心理的な成熟は老年期でも発達を続け、上昇することもあります。

（2）×

解説　レビンソンは人生を四季になぞらえ、「児童期と青年期」「成人前期」「中年期」「老年期」の４段階で示し、それぞれの段階の間につぎの過程に移行する「過渡期」があるとしました。その中で、60〜65歳を老年への過渡期、そして65歳以上を老年期としました。

（3）×

解説　ハヴィガーストは、体力や健康の衰え、そしてやがて訪れる死に対し、老年期はその準備を行い、受容し、適応していくことが大事であると考えました。

（4）×

解説　老年期においても社会活動や地域活動への参加は大切であり、その義務を果たすことも老年期の課題として示されています。しかし必ずしも主たる責任者である必要はありません。

（5）○

解説　知能は、加齢により同じように低下するわけではなく、例えば結晶性知能のように老年期でも上昇を続けるものもあり、多方向に推移する特徴があります。

②

（1）8

解説　エリクソンは、人生全体をライフサイクルという言葉で表し、8段階に分類しました。老年期は最後の段階である8段階目です。

（2）絶望

解説　老年期では、体力の衰えやさまざまな喪失体験、忍び寄る死への恐怖などを感じ、ときに絶望することもあります。これらの体験を、人生で培われた経験や知恵で乗り越え、受け入れることで老年

期の基本的強さを獲得することができます。

（3）3

解説　ペックは老年期において迎える危機から、老年期をさら3つの段階に分け、それぞれにおける課題と危機を示しました。その3つの危機が、「引退の危機」「身体的健康の危機」「死の危機」です。

（4）自我

解説　ペックは、老年期の最初の段階で迎える退職などの「引退の危機」を回避する課題として「自我の分化」を挙げました。自我の分化とは、今までの価値観にとらわれず、新たな生きがいや役割、人間関係などを見つけて新しい自分像をつくり出していくことをいいます。そのほか、「身体的健康の危機」を回避する課題として「身体の超越」、「死の危機」を回避する課題として「自我の超越」を挙げました。

（5）収入

解説　ハヴィガーストが示した老年期の課題の1つが、「引退（退職）と収入の減少への適応」です。

③

（1）2

解説　老年期における心理社会的葛藤である「統合」対「絶望」を克服し、衰える自分や死を自然の摂理であると受け入れたときに、すぐれた知恵、深く物事をとらえることのできる力である「英知」が得られるとしました。

（2）2

解説　ハヴィガーストが老年期の課題の1つとして示したのは、「自分と同じ世代の人々と明るく親密な関係を結ぶこと」です。

（3）4

解説　ハヴィガーストの示した発達課題によれば、1は中年期、2は青年期、3は壮年初期の発達課題です。

（4）1

解説　ロバート・バトラーは、アメリカの心理学者で、高齢者が昔を振り返る、すなわち「回想」は、死が近づく老年期で自然に起こるものであり、それが老年期の課題を克服し、高齢者が自立するための手段となることを提唱しました。

第2回　老年看護の実践と理論

1

（1）×

解説　ストレングスモデルとは、その人のもつストレングス＝強みに注目し、その力を発揮できるようにはたらきかけるための枠組みのことをいいます。身体的な衰えや会社、地域社会からの引退など、さまざまな弱みが現れる老年期ですが、高齢者のもつ強みを引き出そうとするこのモデルが、老年看護には適しているといえます。

（2）〇

解説　個人にはそれぞれの価値観や信条があります。とくに高齢者は長く人生を生きてきた中で、独自の価値観やルール、信条、こだわりなどがあります。それらを理解、尊重したうえで高齢者の看護を展開することが大切です。

（3）×

解説　家族や介護者の意思も大事ですが、まず優先されるべきは高齢者本人の意思です。

（4）×

解説　どのような生き方をしてきたかを聴くことで、高齢者の価値観や信条などを知ることができます。本人が了承すれば、とくに家族の承諾や、文書による同意は必須ではありません。高齢者が生きてきた時代を、話しやすい思い出から聴くのがよいです。

（5）×

解説　記録する場合は、本人から聴取したことを修正せず、そのまま記録します。

2

（1）コンフォート

解説　コンフォート理論とは、患者のコンフォート（＝快適さ）に対するニーズを把握し、それらを身体的、精神的、社会的、環境的というあらゆる側面から満たすためのケアを実践するように説いた理論で、K.コルカバにより開発されました。

（2）離脱

解説　老年期でもさまざまな活動を持続することで自己肯定感や満足度が高まるとする活動理論に対し、老年期における喪失や引退、離脱などはあたり

まえなことであり、自然に世代交代するのがよいとするのが離脱理論です。

（3）エンパワメント

解説　人や集団がもつそれぞれの潜在能力を最大限に引き出すために、それを生かせるような力（権限）を与えていこうとする考え方・取り組みがエンパワメントです。ビジネスの分野では「権限移譲」と訳されます。老年看護においては、高齢者がもつ潜在能力を信じてそれを最大限に生かし、積極的かつ主体的に治療を受け、回復する力を引き出せるような支援を意味します。

（4）エンドオブ

解説　エンドオブライフケアは、終末期のケア（ターミナルケア）とほぼ同じように、人生の終末期に対するさまざまな支援を意味しますが、痛みを和らげ、穏やかな死を迎えるだけでなく、人生の最期を全うし、大往生する、といった意味合いがより強く表現されているといえます。

（5）生涯

解説　身体的に顕著な衰えを示す老年期にあっても、心理的な面や社会的な面において、人は一生涯発達し続けるとする考え方が生涯発達理論です。

3

（1）2

解説　さまざまな喪失や引退を経験する老年期にあっても、できる範囲でさまざまな活動を継続することで、より充実した老後を送ることができるとするのが活動理論です。

（2）1

解説　ストレングスとは強みのことです。老年期においても、願望や熱意、培った能力、築き上げてきた人間関係、社会経験など、たくさんの強みがあり、それを生かしていこうとするのがストレングスモデルです。

（3）3

解説　精神障害者の強みを生かすために、ラップにより開発されたのがストレングスモデルで、老年看護の領域でも活用されています。フィンクは危機モデル、オレムはセルフケア理論、マズローは欲求

段階説を提唱しました。

（4）1

解説 サクセスフルエイジングとは、幸福な年のとり方・老いのことです。老年期でも健康を維持し、

身体的機能、認知機能が保たれ、活動的な生活を送り、社会と関わることで、より充実した老後を送り、人生を全うできると考えます。それぞれの幸福感は異なりますが、QOLを維持し、尊厳を保ち、それぞれが充実して老いることを表します。

第3回　高齢者と高齢社会

1

（1）○

解説 平均寿命が短い昔では、50歳でも十分高齢であり、また医療の進歩などにより平均寿命が80歳をゆうに超える今日では、60歳や70歳でもまだまだ若いともいえます。時代や社会状況、あるいは国、地域などにより、高齢者の定義は変化するといえます。

（2）×

解説 わが国は、世界の長寿国と比較しても、極めて速い速度で高齢化が進みました。

（3）○

解説 2019年（令和元年）の人口統計（10月1日時点での推計）において、総人口のうち男性は約6,141万人、女性は約6,475万人です。老年期ではさらに女性の比率が高くなります。

（4）×

解説 平均寿命とは、その年に亡くなった人の平均年齢ではなく、その年に生まれた0歳児が何歳まで生きるか（0歳児の平均余命）という予測値のことです。乳児死亡率が低下するほど、平均寿命は高くなります。

（5）×

解説 近年においても高齢化が著しいのは女性です。

2

（1）65

解説 現在、わが国では65歳以上の人を高齢者としています。

（2）後期

解説 65歳以上74歳までの高齢者を前期高齢者、75歳以上の高齢者を後期高齢者といいます。

（3）高齢化

解説 総人口に占める高齢者の割合が高齢化率です。高齢化率7%以上の社会を高齢化社会といいます。

（4）高齢

解説 高齢化率が14%を超えると高齢社会、そして21%を超えると超高齢社会とよばれます。現在のわが国は21%を大きく上回る超高齢社会を迎えています。

（5）65

解説 65歳以上の高齢者の人口を老年人口といいます。

3

（1）2

解説 1の（4）で述べたように、平均寿命は0歳児があと何年生きるか、つまり0歳児の平均余命を表しています。2019年（令和元年）簡易生命表によれば、男性の平均余命は81.41、女性の平均余命は87.45になっています。

（2）4

解説 2019年における高齢化率は28.4です。高齢化率は近年でもさらに上昇しており、老年人口は増え続けています。

（3）4

解説 2016年（平成28年）のデータによれば、生活保護を受ける高齢者世帯は、被保護世帯の約半数にものぼります。

（4）1

解説 令和元年度の統計では、全世帯数約5,179万世帯のおよそ半分が65歳以上の高齢者がいる世帯です。そのうち最も多いのが夫婦のみの世帯で、高齢者のいる世帯の32.3%を占めます。つぎに多い単独世帯（すなわち高齢者の一人暮らし）と合わせると6割にもなります。高齢者のいる三世代世帯は年々減少しています。

第4回　高齢者の健康状況・死亡

1

（1）✕

解説 病気やけが等で自覚症状のある者＝有訴者（ゆうそしゃ）の人口千人当たりの割合を有訴者率といいます。有訴者率は加齢とともに上昇し、老年期ではさらに高くなります。2019年（令和元年）の国民生活基礎調査では、65歳以上の高齢者では男性413.2、女性450.3です。

（2）○

解説 年齢階級別にみた場合、外来受療率は小児期に高く、成長に伴い低くなり、成人を迎える前後で再び高くなっていきます。その後上昇を続け、老年期で著しく高くなります。

（3）○

解説 通院者率（人口千人当たりの通院者の割合）は有訴者率と同じように年齢とともに上昇します。

（4）✕

解説 2019年（令和元年）の国民生活基礎調査によると、通院者率は60〜69歳で男女とも約690ですが、70〜79歳では男女とも720を超えており、上昇しています。

（5）✕

解説 2019年（令和元年）の国民生活基礎調査によると、健診や人間ドックを受ける割合は、年齢階級別で男女とも50〜59歳が最も高く、その後下降します。老年期では何らかの症状や疾患をもつ場合が多く、健康診断などよりも、受療する割合が高くなります。

（6）○

解説 2017年（平成29年）の患者調査によると、入院患者の73.2%が65歳以上の高齢者になります。

（7）✕

解説 2017年（平成29年）の患者調査によると、外来患者に占める65歳以上の高齢者の割合は、50.7%になっています。

（8）○

解説 かつては自宅で亡くなることがほとんどの時代もありましたが、現在では高齢者の8〜9割近くが病院や老人ホームなどの施設で亡くなっています。高齢者では、より年齢が上がるにつれて病院での死亡が減り、介護施設等での死亡が多くなります。

（9）○

解説 2019年（令和元年）の国民生活基礎調査によれば、40歳以降は死因の1位が悪性新生物ですが、90歳を過ぎると心疾患が1位となり、95歳以降は老衰が増えて1位となります。高齢者全体としては、1位が悪性新生物、2位が心疾患、そして3位が老衰の順です。

（10）✕

解説 かつては老年期にかけて自殺死亡率は著しく上昇していましたが、近年では老年期においても自殺死亡率に大きな変化はありません。しかし、高齢になっても健康問題や経済問題などにより自ら死を選択する人が大勢いるのが現実です。

2

（1）4

解説 年齢階級別にみても、小児期や青年期、成人期と比べて老年期の有訴者率は高くなっています。

（2）2

解説 有訴者の自覚症状を症状別にみると、全数では男性が腰痛、女性では肩こりが最も多いですが、高齢者では男女とも腰痛が最も多くなります。加齢による骨の変形や筋力の低下で腰に負担がかかるようになります。

（3）2

解説 高齢者でも死因の第1位は悪性新生物です。90歳を過ぎると心疾患、95歳を過ぎると老衰が第1位となります。70歳を過ぎると肺炎が増えるのも老年期の傾向です。

（4）3

解説 老年期の不慮の事故としては、2019年（令和元年）の国民生活基礎調査によれば、65〜74歳では溺死及び溺水（できし・できすい）が第1位、75歳以上では転倒・転落・墜落が第1位となっています。また老年期では、加齢による嚥下（えんげ）機能の低下から、お餅（もち）などをのどに詰まらせて窒息する事故も起こります。

第５回　老年期の変化と特徴

（1）○

解説　老化は、遺伝的な要因のほか、若いころからの生活習慣や環境要因などの影響を受けて現れるため、個人差が大きくなります。

（2）○

解説　例えば食生活や飲酒習慣、喫煙、運動習慣などの生活習慣は、老化に影響を与えます。

（3）×

解説　老年期では、身体の恒常性（こうじょうせい）を維持するための防衛力や予備力、適応力、回復力といった力が低下します。そのため、外界からのストレスに弱くなります。

（4）○

解説　長年のさまざまな経験や学習の蓄積によって得られる知能を結晶性知能といいます。言語能力、理解力、洞察力、コミュニケーション力といったこれらの結晶性知能は、老年期でも安定、あるいは成長することもあります。

（5）○

解説　ストレーラーは、老化の原則として「普遍性（ふへん）（＝すべての生命に起こる）」「内在性（ないざいせい）（＝遺伝的に生命体がもっている）」「進行性（＝後戻りできない）」「有害性（＝生命の維持にとって有害である）」の４つを示しました。

（6）○

解説　老化に関する研究のうち、老化がもともと遺伝子にプログラムされていたとする説をプログラム説といいます。一方で、生活習慣や環境など、遺伝以外の要因によって老化が起こるとする説を環境因子説といいます。

（7）○

解説　ヒトの体には、健康が損なわれ病気になったとしても元に戻ろうとする回復力が備わっています。老年期では回復力が低下するため、病気が治りにくく、長期化、慢性化する傾向があります。

（8）×

解説　防衛力、予備力、適応力、回復力が低下する老年期では、病気になった際に若い頃と異なる変化がみられます。その特徴として、「病状が急変しやすい」ほか、「症状や経過が非定型的」「合併症を起こしやすい」「回復に時間がかかる」「薬物の副作用が現れやすい」などが挙げられます。

（9）×

解説　肝臓や腎臓の機能低下により、薬物の代謝や排泄機能が衰えるため、副作用が現れやすくなります。

（10）○

解説　老化により、腎血漿流量が急速に低下する一方で、神経伝達速度の低下は比較的緩やかなように、各器官が担う機能の老化速度はそれぞれ異なります。

2

（1）3

解説　ストレーラーの示した老化の原則は、「普遍性」「内在性」「進行性」そして「有害性」の４つです。

（2）4

解説　老年期では、身体のもつ防衛力が低下します。そのためある疾患になったとき、その疾患での典型的な症状を見せないことが多くあります。

（3）4

解説　流動性知能とは、新しい環境に適応するために、新しい情報を獲得して処理し、操作していく知能のことで、神経系の発達に影響を受けます。暗記力や計算力、言葉を流暢（りゅうちょう）に話す力、直観力などが流動性知能です。一方で、新聞を読む、すなわち文字を読み、持っている知識を使って、読んだ文章を理解することは、学習や経験により得られる結晶性知能です。

（4）1

解説　記憶のうち、数十秒から数日といったような短期だけ保存される記憶を短期記憶といいます。加齢によって衰えやすいのは短期記憶です。

第6回　身体の加齢変化①　皮膚

1

（1）○
解説　老年期では皮膚の新陳代謝が低下し、皮膚の再生が遅くなります。

（2）×
解説　長年にわたり日光（紫外線）を浴びたことで現れる皮膚の老化が光老化です。加齢により生理的に起こる老化とは異なる、外因性の老化です。

（3）×
解説　老年期では、加齢により汗腺の機能が低下します。エクリン汗腺の機能低下により発汗が減ることで、体温調節機能も損なわれます。

（4）○
解説　加齢により皮脂を分泌する脂腺の数も減少します。そのため高齢者の皮膚は、うるおいやつやがなくなり、弾力性も失われます。

（5）○
解説　老年期では皮下脂肪が減少します。そのため骨が目立つようになったり、体温保持機能が低下します。

（6）×
解説　加齢により血液の循環が悪くなり、爪床への血流が減るため、爪の伸びは遅くなります。

（7）○
解説　爪に何本も現れる縦の線（爪甲縦条）は、加齢により次第に目立つようになる変化です。

（8）×
解説　老年期では、エクリン汗腺と同様に、アポクリン汗腺の機能も低下します。

（9）○
解説　加齢により、皮膚に存在する感覚の受容器も数が減ったり、機能が低下します。そのため触覚などの感受性も低下、すなわち鈍くなります。

（10）○
解説　加齢により、皮膚の知覚神経のはたらきも低下します。そのため温度や痛みに対する感受性も低下します。

2

（1）1
解説　加齢により、痛みの閾値は上昇します。閾値とは感覚器を反応させる最低限の刺激の強さのことです。それが上昇することは、刺激に対する反応が鈍くなるということです。

（2）2
解説　表皮には、ランゲルハンス細胞というマクロファージの一種が常在しており、細菌などから身体を防御しています。老年期ではランゲルハンス細胞の数も減少するため、皮膚の防御機能が低下します。

（3）3
解説　表皮の基底層に存在するメラノサイト（メラニン細胞）が産生するメラニン色素は、紫外線を吸収し、肌を防御しています。老年期ではメラノサイトが減少するため、紫外線の影響を受けやすくなり、光老化により肌のしみができやすくなります。

（4）2
解説　新陳代謝により、表皮では常に新しい細胞が生まれ、古くなった細胞と入れ替わります。この古い皮膚と新しい皮膚の入れ替わる周期をターンオーバーといいます。老年期ではこの周期が長くなるため、皮膚の再生速度が遅くなります。

第7回　身体の加齢変化②　感覚器

1

（1）×
解説　眼に入る光の量を調節する瞳孔の機能が低下したり、網膜の明暗順応に関わる細胞が減少する

ことで、老年期には明暗順応の時間が延長します。つまり明るさが変化したときに目が慣れるまでに時間がかかります。

（2）○
解説　加齢により、遠近調節を行う水晶体の弾力

が落ちたり、水晶体の厚みを調節する毛様体筋の緊張性が低下します。これが老視で、一般的に近くのものが見えづらくなります。

（3）×

解説 加齢により、色覚に関与する細胞の機能が衰えるため、色の識別能力は低下します。とくに青錐状体細胞が担う青い色の感度が低下します。また水晶体は加齢により黄色がかってきます。そのため、青色や黄色が見にくくなります。

（4）○

解説 加齢により水晶体をなすタンパク質が変性し、視界がぼやける状態が老人性（加齢性）白内障（はくないしょう）です。おもな症状として、「視界が白っぽくかすむ」「視力低下」「羞明（しゅうめい）（光をまぶしく感じる）」などがあります。

（5）○

解説 加齢黄斑（おうはん）変性とは、網膜の中心付近にある黄斑という組織が、加齢とともにダメージを受けて変化し、視力の低下を引き起こした状態です。急激な視力低下のほか、視野の中心が暗くなったり、物がゆがんで見える変視などが現れ、失明に至ることもあります。

（6）×

解説 加齢黄斑変性では、多くの場合は一方の眼から症状が現れます。

（7）×

解説 老年期では、脳の聴覚中枢の機能低下に加え、聴力の低下により、音の弁別能力（言葉を聞き分けられる能力）が低下します。

（8）○

解説 内耳を構成する半規管（はんきかん）は、頭の回転を感知するはたらきをもちます。加齢により、半規管をなす細胞の減少や、頭の傾きを感知する前庭の機能低下などにより、老年期では平衡覚（へいこうかく）が衰え、めまいを引き起こしやすくなります。

（9）○

解説 においの元を感知する嗅（きゅう）細胞の減少により、老年期では嗅覚の閾値が上昇、すなわちにおいに対する感度が鈍くなります。

（10）×

解説 加齢により、味覚を感知する味蕾（みらい）の減少や、唾液分泌の減少などが起こるため、味覚は低下します。そのほか、糖尿病や腎臓疾患、薬の副作用などによっても味覚の低下が起こります。

2

（1）3

解説 網膜を構成するアマクリン細胞、網膜神経節細胞等の神経細胞の数の減少や、視神経の機能低下などにより、視野は徐々に狭くなる傾向があります。また、眼瞼下垂（がんけんかすい）（まぶたが下に下がる状態）は、上方の視野に障害を引き起こします。

（2）4

解説 虹彩（こうさい）の弾力性の低下は明暗順応、毛様体筋（もうようたいきん）の緊張性低下や水晶体の弾力低下は、遠近調節を損なわせます。色の識別に関与する錐状体（すいじょうたい）細胞の感度低下は、色覚の低下を引き起こします。

（3）1

解説 内耳や聴覚神経の加齢変化が原因となる感音性難聴に分類される老人性難聴は、高音域から始まり、左右対称性が特徴です。耳垢（じこう）を除去することで改善されることがあるのは、外耳から内耳の一部までの振動の通り道に障害があることで起こる伝音性難聴です。

（4）3

解説 聴力や音の弁別能力が低下しやすい高齢者とは、静かな環境で、低めの声でゆっくり、はっきりと話すことで伝わりやすくなります。身振りや文字、絵などを交えることで伝わりやすくなります。

第8回　身体の加齢変化③　呼吸・循環

（1）○

解説 肺胞を覆う肺毛細血管も加齢によって減少します。そのため肺胞との間で行われるガス交換の

効率も低下します。

（2）○

解説 加齢により、肺の弾性も低下し、呼吸運動の際の収縮力も低下します。さらに肋間筋などの呼吸筋も衰えるため、呼吸機能は低下します。

（3） ✕

解説 老年期では、気道の線毛運動が低下することで異物を除去することが困難になるため、術後肺合併症を引き起こしやすくなります。

（4） 〇

解説 高齢者では、咽頭反射が減退し、病原菌などの異物が気道に入りやすくなり、誤嚥性肺炎の原因となります。

（5） 〇

解説 気道に入り込んだ異物をからめとり、線毛のはたらきによって体外へと排出するはたらきを担うのが痰です。加齢により気道線毛の運動が低下するため、痰の喀出が困難になります。

（6） ✕

解説 加齢により、心拍数は減少します。

（7） 〇

解説 加齢により、高齢者では収縮期血圧の上昇と拡張期血圧の低下（＝脈圧の増大）がみられます。心拍出量はおもに収縮期血圧に影響します。心拍数が減少するため1回心拍出量は増え、大動脈の弾性が低下するために収縮期血圧は上昇します。一方、拡張期血圧は血管によってつくられる血圧で、心室拡張期の大動脈内圧により決まります。大動脈の弾性が低下するため、拡張期に大動脈が血圧をあまり貯めておくことができず、拡張期血圧が低下することになります。

（8） ✕

解説 高齢者では、大動脈の弾性低下などにより、左心室の負荷が増大します。そのため生理的に左心室壁の肥厚が起こりやすくなります。

（9） 〇

解説 生理的な老化により、心筋の弾性線維は減少し、同時に硬くなります。そのため心臓の弾性が低下することで、心臓のポンプ（収縮と拡張）機能が損なわれます。

（10） ✕

解説 動脈の粥状（アテローム性）硬化は、過剰な脂質や高血圧などによって引き起こされる病的な老化です。

2

（1） 1

解説 老年期では、加齢により肺の弾性が低下し、肋間筋のはたらきも低下するため、呼吸運動が減弱します。そのため肺活量（1回換気量、予備吸気量、予備呼気量の総和）が減少します。呼吸運動の減弱により、吐き出した後に残る空気の量、すなわち残気量は増えることになります。

（2） 4

解説 一般的に、加齢による1回換気量の低下はみられません。呼吸筋の機能低下により、1秒間で思い切り吐き出せる空気の量（1秒量）は減少します。またガス交換が妨げられるため、肺の拡散能力が低下し、動脈血酸素分圧の低下を引き起こします。気道の線毛運動の低下は、気道クリアランス（痰や咳などによって気道の異物を排出し、気道を浄化する能力）を低下させます。

（3） 4

解説 心臓のポンプ機能が低下するため、安静時では変化がみられませんが、運動時には心拍出量が低下します。老化により安静時の心拍出量は低下すると考えられていました。しかし研究により、心拍出量の低下は加齢とともに循環器系の疾患を有する者が増えるためであり、それを除けば安静時の心拍出量はほぼ変化しないとされています。

（4） 3

解説 加齢による生理的な老化によって心臓の重量自体が大きく変化することはありません。血管内圧の変化を感知する受容器の感度が低下することにより、血圧の変動に対して脆弱になるため、立ち上がったときに立ちくらみが起こりやすくなります。これが起立性低血圧です。

第9回　身体の加齢変化④　咀嚼・嚥下・消化・吸収

（1） ✕

解説 老化により唾液腺の機能は低下し、唾液（特に漿液性）の分泌量は減少します。唾液の減少は咀嚼や嚥下を困難にし、さらには口臭や味覚障害の原因にもなります。

（2）○

解説　食物が気道に入らないように自動的にはたらくのが嚥下反射です。嚥下反射の閾値の上昇、すなわち反射の感度が鈍り、嚥下反射が起こりにくくなることで、誤嚥を引き起こします。

（3）×

解説　老年期では、舌や舌骨、喉頭が下垂します。これは舌筋や咀嚼筋などの筋力低下によります。そのため嚥下時に気道を塞ぐ喉頭蓋が十分に機能せず、誤嚥を引き起こしやすくなります。

（4）○

解説　加齢により、食道では、蠕動運動の低下や収縮力の低下、括約筋の筋力低下などが起こります。そのため食塊が食道を通過する時間が長くなったり、逆流しやすくなります。

（5）×

解説　加齢により、食道入口部の開大の不全が起こりやすくなり、誤嚥の原因となります。

（6）×

解説　加齢により、胃の弾力性が低下するため、たくさんの食塊を胃に貯めておくことができなくなります。また蠕動運動が弱まり、小腸へ食塊を運ぶ能力も低下するため、胃内での貯留時間が長くなります。これらの加齢変化は胃もたれや消化不良の原因となります。

（7）×

解説　小腸は加齢による変化が比較的小さいですが、蠕動運動は低下し、栄養の吸収能力も衰えます。

（8）×

解説　大腸の蠕動運動が低下することで便秘の原因となります。そのほか、腹圧の低下や直腸の感受性の低下、肛門括約筋の筋力低下なども老年期の便秘を引き起こします。

（9）×

解説　加齢による肝血流量の低下などで、肝臓は生理的に萎縮します。

（10）○

解説　加齢により膵液の分泌も低下しやすく、消化管での消化・吸収力が弱まります。

2

（1）4

解説　老年期では、唾液の分泌が減少するため、唾液の粘稠度は上昇します。唾液がねばつくことにより、咀嚼や嚥下がしづらくなります。

（2）2

解説　背中が丸まった状態である円背では、胃が圧迫されます。そのため胃食道逆流症を引き起こします。

（3）4

解説　喉頭蓋は、食塊を嚥下した際に反射的に気道を塞ぐことで誤嚥を防ぐはたらきをもちます。

（4）1

解説　加齢は、胃粘膜の萎縮による胃酸分泌の減少も引き起こします。

第10回　身体の加齢変化⑤　泌尿器・生殖器

1

（1）○

解説　加齢による腎機能の低下や、抗利尿ホルモンの分泌低下により、尿の濃縮能力は低下します。そのため高齢者では水分が過剰に排出され、頻尿や脱水を引き起こしやすくなります。

（2）×

解説　加齢により尿道括約筋は脆弱化して弛緩し、それが原因で尿失禁が起こりやすくなります。

（3）○

解説　くしゃみなどにより腹圧がかかったときに起こるのが腹圧性尿失禁です。加齢や出産によって骨盤底筋群が緩むことが原因で起こるため、女性で多くみられます。

（4）×

解説　バソプレシンは、抗利尿ホルモンともよばれる下垂体後葉ホルモンです。腎臓の集合管に作用し、水の再吸収を促進するはたらきをもちます。老年期ではこのバソプレシンへの感受性が低下し、尿量が増加します。

（5）×
解説 女性は、閉経により月経が停止することで生殖能力が失われます。

（6）×
解説 加齢により子宮は萎縮します。

（7）×
解説 加齢によって膣は萎縮し、膣分泌液は減少します。膣分泌液は膣内を酸性に保ち、細菌の繁殖を防いでいますが、その作用が低下することで炎症が起こりやすくなります。

（8）○
解説 エストロゲンの分泌は閉経により急激に減少します。エストロゲンには子宮や膣の組織を肥厚させるはたらきがあるため、分泌減少は、子宮や膣の萎縮を引き起こします。

（9）×
解説 老人性膣炎（萎縮性膣炎）では、色のついたおりもの（血性帯下）が特徴です。また性交時の痛みも多くみられる症状です。

（10）×
セクシュアリティとは、たんに生殖行動や性行為を表す言葉ではなく、ふれあいや思いやり、好意、性

に対する考え方など、幅広い意味をもちます。加齢による生殖器の衰えや生殖機能の喪失によってセクシュアリティが失われるわけではありません。

2

（1）3
解説 加齢により、膀胱の弾力性は低下します。そのため尿を押し出す力が衰え、残尿が多くなります。

（2）4
解説 前立腺は男性にのみ備わる器官で、精子を保護したり、その運動を助ける液を分泌します。前立腺肥大は高齢の男性で多くみられます。

（3）2
解説 尿素窒素は身体に不要な老廃物であり、尿として排出されます。加齢により腎機能が低下すると十分に排泄されず、血中濃度が上昇します。血液中の尿素窒素の値は腎機能の指標となります。

（4）4
解説 加齢により膣壁は萎縮して薄くなり、分泌液も減少します。男性ではテストステロンの分泌が減りますが、精子の生成は生涯続きます。

第11回 身体の加齢変化⑥ 運動器系

1

（1）○
解説 老年期では、加齢により筋肉を構成する筋線維が減少することで筋力が低下します。筋力低下はとくに下肢で起こりやすくなります。

（2）×
解説 安静臥床により動かずにいることで筋萎縮が進み、筋力が一層衰えます。

（3）×
解説 持続的な運動に適する遅筋よりも、瞬発力を発揮する速筋のほうが減少します。

（4）○
解説 握力の低下も加齢によって起こる生理的老化です。物を握る力が衰えることで、日常生活にも大きく影響します。

（5）×
解説 老化により、持久力や体力も低下します。

（6）○
解説 閉経によりエストロゲンの分泌が減少する女性の方が骨量の減少が目立ち、骨粗しょう症になりやすいです。

（7）×
解説 運動により骨に適度な刺激を与えることで骨芽細胞が活性化し、骨量が増加します。老年期でも適度な運動が必要です。

（8）○
解説 加齢により、関節を覆う組織が硬くなったり、筋力が低下することで、関節の動きは制限されるようになります。

（9）×
解説 徒手筋力テストは、筋収縮をまったく認め

ない０から、強い力を加えても動かすことのできる５までの６段階評価です。

(10) ×

解説 神経細胞や神経伝達物質の減少などにより、運動神経や感覚神経の伝達速度も加齢によって遅くなります。

2

(1) 1

解説 評価者の手を使って行う筋力評価がMMT（徒手筋力テスト）です。

(2) 3

解説 関節可動域（ROM）を評価するのがROM試験です。OHスケールは褥瘡、NMスケールは認知症の評価、FIMは日常生活動作の評価に用います。

(3) 1

解説 サルコペニアとは、加齢によって起こる骨格筋量の減少と骨格筋力の低下をいいます。ロコモティブシンドロームとは、運動器症候群ともいい、運動器の障害によって移動などの日常生活に支障が現れたり、要介護状態になることをいいます。フレイルは、日本語では「虚弱」や「老衰」などと訳され、加齢により心身の機能が低下し、さらに疾患などの影響もあり、生活機能が障害され、心身の脆弱性が出現した状態をいいます。ロンベルク徴候とは、開眼及び閉眼の状態での身体の安定を調べるロンベルク試験において、陽性の場合を表します。

(4) 3

解説 老年期では、体幹や下肢の筋力低下により、前かがみになり、ひざを屈曲させた状態での歩行がみられます。歩幅は小さくなり、速度も遅くなります。つま先があまり上がらないため、少しの段差でもつまづきやすくなります。

第12回　身体の加齢変化⑦　恒常性（免疫・ホルモン・体温調節）

1

(1) ○

解説 Ｔ細胞（Ｔリンパ球）は、細胞性免疫を担う免疫機構の主役です。老年期ではＴ細胞の産生が減少するため、病原菌に対する免疫機能が低下し、病気にかかりやすくなります。

(2) ×

解説 老年期では、骨髄の機能も低下し、骨髄で成熟するＢ細胞の産生も減少します。

(3) ○

解説 老年期では、Ｂ細胞の減少などにより、外来抗原に対する抗体産生の機能は低下します。

(4) ×

解説 免疫とは自分以外のもの＝非自己を認識し、排除しようする機構をいいます。しかし、自分を構成する細胞などを抗原と認識し、自分の身体に対して抗体を産生することがあります。これが自己抗体です。一般的に、老年期では外界から侵入する異物＝外来抗原に対しての免疫反応は低下しますが、一方で自己抗体の産生は増加する傾向があります。そのため自分自身の細胞などを異物と判断し、

自己抗体を多く産生し攻撃してしまうことによる自己免疫疾患（関節リウマチなど）が起こりやすくなります。

(5) ○

解説 老年期では、健康を損なう原因（ストレッサー）に対抗するための防衛力、予備力、適応力、回復力が低下します。

(6) ×

解説 老年期では骨髄中の脂肪が増加し、血球を産生する能力が損なわれます。

(7) ×

解説 胸腺はＴ細胞の成熟に関わるリンパ器官です。小児期に最大となり、その後成長とともに退縮し、老年期では非常に小さくなっています。

(8) ×

解説 脾臓は、赤血球で満たされた赤脾臓と、リンパ組織からなる白脾臓で構成されます。白脾臓にはリンパ球が常在し、抗体を産生します。脾臓も加齢により萎縮するため、免疫力の低下を引き起こします。

(9) ×

解説 老年期では、体温調節機能の低下が起こり

ます。そのため、体温を上昇させたり、下げるのに時間がかかるようになります。

（10）×

解説 老化により、一般的に皮下脂肪は減少します。脂肪は体温を保持するはたらきももつため、老年期では体温保持機能も低下します。

2

（1）1

解説 老年期では、温度を感知する受容器や知覚神経の減少により、温度に対する感覚が鈍く（感受性の低下）なります。

（2）4

解説 チモシンは胸腺、成長ホルモンは下垂体前葉、副腎アンドロゲン（男性ホルモンの一種）は副腎から分泌されます。副腎皮質刺激ホルモンは下垂体前葉から分泌され、副腎皮質ホルモンの分泌を促します。副腎皮質ホルモンは生命の維持に不可欠なため、老年期でも分泌にあまり変化はみられません。

（3）3

解説 バソプレシン（抗利尿ホルモン）は、下垂体後葉から分泌され、水の再吸収を促し、尿量を抑えるはたらきがあります。とくに夜間に多く分泌され、夜間の排尿を抑制しますが、老年期ではその分泌が低下するため、尿量が増えて夜間頻尿の原因となります。

（4）3

解説 メラトニンは脳の松果体から分泌されます。24時間周期の生体リズム（サーカディアンリズム）の調節に関わるホルモンで、夜間の睡眠中に多く分泌されます。老年期では活動性の低下からメラトニンの分泌が乱れ、生体リズムが崩れて睡眠障害を引き起こしやすくなります。

第13回　認知機能の障害と看護

1

（1）×

解説 記憶の第1段階であり、見たり聞いたりして新しく経験したことを覚える力を記銘力といいます。老年期では記銘力は低下します。記憶は、記銘（情報を入力すること）、保持（情報を留めておくこと）、そして想起（情報を再生すること）の3つの要素で構成されます。

（2）○

解説 老化により記憶力が低下し、体験の一部を忘れるのは生理的な記憶障害といえます。一方、体験したこと自体をすっかりと忘れてしまうのは、認知症などの病的な記憶障害です。

（3）×

解説 行動障害を伴う場合は病的な記憶障害が考えられます。

（4）○

解説 うつ状態は老年期で多くみられる状態で、その有病率は年齢に比例して上昇します。さまざまな喪失体験や病気への罹患などにより、うつ状態を引き起こしやすいのが老年期です。高齢者のうつでは、抑うつ気分などのうつに特徴的な症状がなくても、生きがいや意欲の消失、不安感といった心気症状がみられることが多くあります。

（5）×

解説 高齢者がうつ状態になると、健康上の問題や経済的な問題、さらなる喪失体験などによって長期化することも多く、自殺企図（自殺を試みること）へつながりやすくなります。

（6）○

解説 高齢者のうつでは、「頭痛やめまい」「食欲不振」「倦怠感」「便秘」といった身体的な症状が目立ち、気分の落ち込みなどの精神症状を隠してしまうことがあります。これを仮面様うつといいます。

（7）○

解説 うつでは、自律神経症状として不眠、とくに早朝覚醒が多くみられます。

（8）×

解説 幻覚や感情鈍麻は統合失調症で特徴的にみられる症状です。感情鈍麻はうつでもみられますが、老年期では多くありません。

（9）○

解説 重度のうつ病や自殺企図が強い場合には電気けいれん療法が行われることもあります。またうつ病の薬物療法としては、副作用が比較的少ない

SSRI（選択的セロトニン再取り込み阻害薬）や、SNRI（セロトニン-ノルアドレナリン再取り込み阻害薬）などがよく用いられます。

（10）×

解説 抗コリン作用をもつ薬剤は、せん妄を誘発します。

②

（1）1

解説 言葉の理解や洞察力、判断力といった結晶性知能は老年期でも維持されやすいですが、短期記憶は衰えやすくなります。

（2）3

解説 GDS（老年期うつ病評価尺度）は、高齢者のうつを評価する際に用いられる質問形式のスケールです。

（3）2

解説 せん妄とは、脳の機能が一時的に低下し、認知機能の低下や意識障害などが現れる状態をいいます。せん妄の初期には見当識障害や夜間の不眠、緊張や不安などがみられます。脳血管障害や認知症などの脳の障害のほか、循環器系の疾患、腎不全などでも発症します。また抗コリン作用をもつ医薬品の副作用や、術後の症状としても現れます。多くの場合、急激に発症し、日内変動しながら１週間ほどで回復します。

（4）4

解説 手術への不安や長時間の手術、あるいは手術後の疼痛や睡眠障害、チューブなどによる体動制限、隔離された環境などにより、手術後にせん妄を発症する高齢者は多いです。手術後の経過不良が原因ではありません。

第14回　認知症の特徴と主疾患

①

（1）×

解説 若年性認知症は、65歳未満で発症する認知症です。

（2）○

解説 認知症の中でも、50歳〜60歳台と、比較的早期に多く発症します。

（3）○

解説 前頭側頭型認知症は、その名の通り脳の前頭葉と側頭葉に病変がみられます。前頭葉は、言語や思考、行動・感情の抑制などを司り、側頭葉は言葉の理解や聴覚などを司る部位です。前頭葉が障害される前頭側頭型認知症では、早期から性格の変化や、万引きなどの社会的規範からの逸脱行為＝脱抑制、同じことを繰り返す常同行動などがみられます。

（4）○

解説 脳梗塞や脳出血などの脳血管障害によって引き起こされる認知症が血管性認知症です。生活習慣による動脈硬化などがもとになることが多く、糖尿病や高血圧症、心疾患などの合併症がみられます。

（5）×

解説 まだら認知症とは、認知症を引き起こす病変のある部位により、現れる症状に違いがある（障害される能力とそうでない能力がある）状態をいいます。とくに血管性認知症で特徴的にみられます。

（6）○

解説 血管性認知症では、原因となる病変の場所により、片麻痺を引き起こします。そのほかにも失語や嚥下障害などもみられます。

（7）×

解説 アルツハイマー型認知症と高血圧症にとくに因果関係は認められません。高血圧症の合併症として引き起こされやすいのは、血管性認知症です。

（8）×

解説 アルツハイマー型認知症は最も多い認知症で、記銘力の低下など、記憶障害が早期から顕著に現れます。

（9）○

解説 レビー小体型認知症は、アルツハイマー型認知症に比べて症状の日内変動が大きいのが特徴です。

（10）○

解説 脳の中脳が侵され、ドパミンが分泌されなくなることで起こるのがパーキンソン病で、４大症状である無動・寡動（動作が遅くなる）、安静時の

振戦、筋の固縮、姿勢反射障害がみられます。このようなパーキンソン病に特徴的な症状（パーキンソニズム）は、レビー小体型認知症や血管性認知症、さらには薬の副作用など、パーキンソン病とは別の原因で現れることがあります。

2

（1）3

解説 レビー小体とよばれる異常な物質が脳に沈着することで認知機能が低下して起こるのがレビー小体型認知症です。アルツハイマー型認知症に比べて初期の記憶障害は軽いですが、日内変動があります。パーキンソン症状のほか、小動物が見えるなどの幻視や、レム睡眠障害、自律神経症状などが特徴です。

（2）2

解説 アルツハイマー型認知症（アルツハイマー病）は、アミロイド β という異常なタンパク質が脳に沈着することで、脳が萎縮する疾患です。脳細胞が萎縮するため、脳室は拡大します。

（3）4

解説 認知症のうち最も多いのがアルツハイマー型認知症（アルツハイマー病）です。高齢になるにつれ増加し、男性に比べて女性で多く発症する傾向があります。

（4）4

解説 失認とは、感覚器に障害がないにもかかわらず、対象物を認識できない状態をいいます。問題中の鏡症状や、トイレをトイレとして認識できなくなったりするのは、失認です。

第15回　認知症の症状

1

（1）○

解説 かつて周辺症状や問題行動などとよばれていた認知症の中核症状以外の症状は、行動・心理症状（BPSD）とよばれるようになりました。徘徊や興奮、攻撃的な言動などの行動症状や、不安、抑うつ、妄想などの心理症状は、出現したとしてもずっと続くとは限りません。

（2）○

解説 見当識（人や時間、空間などについて認識する能力）の障害は、認知症の発症時から現れます。

（3）×

解説 認知症の初期では遠隔記憶は比較的維持されます。ついさっきのことや最近のことは忘れてしまっても、子どもの頃の記憶はしっかりと覚えていることも多くみられます。

（4）×

解説 練習して覚えた自転車の乗り方や、毎日の積み重ねで身につけた調理のやり方など、経験を積み重ねることで覚えた手法や操作方法の記憶を手続き記憶といいます。手続き記憶は重度の認知症でも比較的維持されている場合もあります。

（5）○

解説 例えば、「友人と食事に行った」「家族で旅行に行った」といったような、日々の生活における体験を通して覚えた記憶、すなわち思い出のことをエピソード記憶といいます。エピソード記憶は認知症の初期でも低下する傾向があります。

（6）○

解説 認知症の中核症状である「失行」は、運動器に障害がないにも関わらず、今まで普通にできていた動作ができなくなることをいいます。

（7）×

解説 常同行動とは、同じ道を歩き続けたり、同じものばかり食べる、といったような決まった行動を繰り返しとるようになることをいいます。前頭側頭型認知症の特徴的な症状の一つです。

（8）×

解説 万引きや無銭飲食といった、社会的な倫理から逸脱したような行為をすることを脱抑制といいます。前頭側頭型認知症でみられやすい症状です。

（9）×

解説 認知症もうつ病も、症状として無気力や不眠などがみられるため、区別はつきにくいです。

（10）○

解説 せん妄は急激に発症し、時期や原因を特定

しやすいですが、認知症は徐々に発症し、緩やかに進行するため、発症時期の特定が困難です。またせん妄やうつ病は可逆性なのに対し、認知症は正常圧水頭症による認知症などを除き、基本的には不可逆性です。

2

（1）4

解説　認知症の症状のうち、その中核をなす永続的な症状を中核症状といいます。中核症状には、記憶障害、見当識障害、失語、失行、失認、実行機能障害などがあります。

（2）4

解説　自分の年齢がわからないのは見当識障害、食事の準備ができないのは実行機能障害、自転車の

乗り方がわからなくなるのは失行で、どれも中核症状です。徘徊は認知症の行動・心理症状です。

（3）2

解説　感覚器が正常でありながら、対象を正常に認識できないのが中核症状の一つである失認です。トイレを認識できなかったり、片方の視野が認識できなくなるような状態です。

（4）4

解説　一般的には、認知症の初期に短期の記憶障害や時間の見当識障害などが現れ、その後、遠隔記憶や場所の見当識が失われ、妄想や徘徊などの行動・心理症状が現れます。そして重度になると行動・心理症状がおさまる反面、日常生活動作が困難になり、末期では寝たきりや褥瘡、肺炎などがみられるようになります。

第16回　認知症の評価と対策

1

（1）○

解説　本人以外にも家族や身の回りの人に問診を行い、認知症が疑われるようになった時期や日常生活での出来事などを聴取します。

（2）×

解説　認知症の程度を調べるために認知機能を評価する場合は、複数のツールを用い、さまざまな面からみて行います。

（3）×

解説　改訂長谷川式簡易知能評価スケールには、「3つの言葉の記銘」と「5つの物品記銘」という項目があります。

（4）○

解説　11項目の質問で知的機能を評価するのがMMSEです。項目の一つに「図形模写」があります。

（5）○

解説　認知症のスケールには、被験者の行動を観察して行う観察式のものと、被験者へ質問して行う質問式（テスト式）のものがあります。NMスケール（N式老年者用精神状態尺度）は観察式の評価方法です。

（6）×

解説　NMスケールは「家事、身辺整理」「関心・意欲、交流」「会話」「記銘・記憶」「見当識」の5項目について、その状態をそれぞれ10点満点で点数化し、合計50点満点で認知機能を評価します。ただし、寝たきりの場合には「会話」「記銘・記憶」「見当識」の3項目を30点満点で評価します。

（7）○

解説　FASTはアルツハイマー型認知症の人を対象とし、重症度を判定するためのツールです。

（8）×

解説　グループホームへは、公的機関などによる措置ではなく、希望して入居します。

（9）×

解説　グループホームは施設サービスではなく、地域密着型サービスの一つです。

（10）○

解説　とくに利用期間に関する制限は設けられていません。

2

（1）3

解説　改訂長谷川式簡易知能評価スケール（HDS-R）は9項目からなる質問式のスケールです。

最高点は30点で、20点以下を「認知症の疑い」とします。

（2）3

解説 MMSEは11項目で知的機能を評価する質問式のスケールです。最高点は30点で、23点以下を認知症やせん妄などの疑いの対象とします。質問式のテストであり、被験者の行動を観察し、生活機能を評価するスケールには含まれません。

（3）4

解説 グループホーム（認知症対応型共同生活介護）は、5〜9人を生活単位の基本とします。家族

などの来訪は24時間可能です。入居者が中心となって掃除や洗濯なども行い、自宅で生活するのと同様に、訪問看護も利用することができます。グループホームには看護職員の配置義務はありません。

（4）1

解説 認知症対応型共同生活介護サービスの創設は、ゴールドプラン21の成果です。認知症の人が安心して地域で生活するために推し進められたのが「認知症施策推進5か年計画（オレンジプラン）」で、さらにそれを発展させたのが「認知症施策推進総合戦略（新オレンジプラン）」です。

第17回　認知症の治療と看護

（1）○

解説 認知症が進行すると失語などの言語の障害も現れるようになるため、非言語的コミュニケーションは有効といえます。

（2）×

解説 認知症高齢者では、症状の一つとして記憶障害があるので、対話中に会話内容を記憶しているかを確認する必要はありません。

（3）×

解説 記憶力や記銘力が低下しているため、対話の中で思い出すまで待つ必要はありません。

（4）×

解説 徘徊がみられる場合には、まず徘徊をするようになった理由や原因を考えることが大切です。高齢者の安全確保も大事ですが、安易な身体拘束は望ましくありません。

（5）○

解説 幻視も認知症高齢者の特徴的な症状の一つです。まずは高齢者の訴えを受け止めることが大切です。

（6）×

解説 食べ物ではないものを食べたり（異食）、人のものを食べる（盗食）も、認知機能が低下する認知症高齢者でみられる症状です。食べようとする意欲を評価したうえで、窒息や他人とのトラブルに注意し、適切な摂食行動が行えるように支援します。

口から食べられる状態での経管栄養は適切ではありません。

（7）×

解説 認知機能が低下している高齢者では、部屋を模様替えすることで、かえって記憶を混乱させたり、環境の変化に対応できなくなることもあるため、望ましくありません。環境づくりとしては、時計やカレンダー、季節の花などの時間・季節がわかるものを置いたり、家族の写真などを飾るのがよいでしょう。

（8）○

解説 生活史を聴取することは、認知症高齢者の行動や心理を理解するのに有効です。例えば、一見すると目的がないと思われる徘徊も、かつての住まいに帰るための行動だった、ということもあります。

（9）○

解説 正常圧水頭症は、脳脊髄液がうまく吸収・排泄されずに貯留することで、過剰な脳脊髄液が脳を圧迫し、歩行障害や失禁、そして認知症のような症状もみられる疾患です。高齢者に多く発症しますが、手術による改善が期待できます。

（10）×

解説 認知症の進行を遅らせるために、アセチルコリンを分解する酵素のはたらきを抑え、神経伝達を促進するコリンエステラーゼ阻害薬などが使用されます。

②

（1）3

解説 昔の話などをして高齢者の記憶を刺激したり、生活史を聴取することが有効です。

（2）4

解説 作話があったり、同じ内容を繰り返すようなことがあったとしても症状の一つとしてまずは受け止めることが大切です。また認知症高齢者と話す時にも、大人の言葉を用います。

（3）3

解説 何度も聞き返すことで高齢者がかえって混乱したり、不快に思うこともあります。話をよく聞き、表情などからも理解、共感しようとする態度が重要です。

（4）1

解説 認知症でみられる妄想（もうそう）では、誰かに物を盗まれた、という被害妄想もよくみられます。その場合には否定したりせず、一緒に探し、見つけることが重要です。ただし、本人以外が見つけた場合には、本人が見つけるように誘導することが重要です。

第18回　高齢者の薬物動態

（1）×

解説 老年期の加齢変化は薬物動態にも影響を与えます。そのため作用の現れ方も非定型的になります。

（2）○

解説 加齢変化により肝臓と腎臓の機能が低下します。そのため薬物の代謝や排泄能力が低下し、薬物の血中濃度が上昇しやすく、体内に残留する時間も長くなります。結果的に副作用が現れやすくなります。

（3）×

解説 老年期では胃酸分泌量は低下し、それによって薬物の吸収も低下します。

（4）×

解説 薬物の体内での残留時間が長くなるため、作用も持続する傾向があります。

（5）○

解説 多剤服用は合併症を多くもつ高齢者の特徴でもあります。薬物の相互反応により、有害反応(副作用)が増強することもあります。

（6）×

解説 腎臓の機能低下により薬物の排泄に時間を要するため、薬物の体内残留時間は延長します。

（7）○

解説 老年期では、肝臓の機能が低下して薬物代謝能力が損なわれる上、薬物成分を腸管へと排出するはたらきをもつ胆汁の流量が減少します。そのため薬物が体内に貯留し、血中濃度も上昇しやすくなります。

（8）×

解説 老年期では、体液量が減少するため、水溶性薬物の血中濃度が上昇しやすくなります。

（9）○

解説 老年期では、体液量が減る一方で体脂肪率は増加する傾向にあります。そのため脂溶性薬物は体脂肪内に蓄積されやすくなり、水溶性薬物に比べて血中濃度が上がりにくくなります。

（10）○

解説 薬物のうち、血液中のタンパク質（おもにアルブミン）と結合して運ばれるものを結合型、結合せずに運ばれるものを遊離型といいます。高齢者では、低栄養になりがちな上、肝臓機能の低下によって肝臓で行われるアルブミンの合成も減少するため、アルブミンと結合せず運ばれる遊離型の薬物の薬効が強く現れることがあります。

②

（1）3

解説 例えば水に溶けにくい脂溶性の薬物は、水溶性の物質につくりかえて尿により排泄しなくてはなりません。このように、薬物の成分を別の物質につくりかえるはたらき（薬物の代謝）は肝臓が担っています。

（2）4

解説 体内の薬物成分の多くは尿によって一緒に排泄されます。そのため腎臓機能の低下は排泄能力の低下を引き起こします。

（3）3

解説 加齢による腎臓機能の低下（ネフロンの減少と腎血流量の減少）に伴い、薬物の排泄能力は低下します。そのため薬物成分の体内残留時間は長くなります。

（4）1

解説 老年期の細胞内液量の減少が薬物動態に影響します。

第19回　高齢者の薬物療法と管理

（1）×

解説 アドヒアランスとは、治療や服薬に対して患者が積極的に関わり、理解、納得した上で治療を受けることをいいます。そのため、自ら服薬記録をつけることは、服薬アドヒアランスを高めるといえます。

（2）○

解説 認知機能や視覚機能の低下、聴力低下などの老年期の加齢変化は、服薬過誤の原因となるため注意が必要です。

（3）×

解説 薬には使用期限があるうえ、同じような症状であっても全く同様の作用や副作用が現れるとは限りません。服薬過誤の原因となります。

（4）×

解説 副交感神経の神経伝達物質であるアセチルコリンのはたらきを阻害することで現れる作用が抗コリン作用で、めまいや眼のかすみ、口渇、眠気、頻脈、食欲不振、尿閉、便秘などがみられます。抗コリン作用を起こす抗コリン薬の使用は、緑内障（りょくないしょう）や前立腺肥大症では禁忌（きんき）とされます。ただし、最近になって、緑内障の種類によっては禁忌ではなく、慎重投与とされるようになりました。

（5）○

解説 抗コリン薬は前立腺肥大症の患者への使用は禁忌です。

（6）○

解説 抗コリン作用によりアセチルコリンのはたらきが阻害されるため、脳の活動が抑制されます。そのため一過性の意識障害であるせん妄のリスクを高めます。

（7）×

解説 抗コリン薬の作用として、尿管・膀胱平滑筋の収縮抑制があり、その作用により排尿を抑制します。尿失禁の治療に用いられますが、副作用として尿閉が起こることがあります。

（8）○

解説 レボドパなどのパーキンソン病治療薬の長期服用は、薬の効果が突然なくなり、動けなくなってしまったり、効果が突然現れて急に動けるようになるオン―オフ現象や、効いている時間が短くなるウェアリング―オフ現象、最も作用が強い時に手足や口が勝手に動いてしまうジスキネジアなどを引き起こすことがあります。

（9）○

解説 降圧薬や利尿薬は血圧を下げるため、起立性低血圧やめまいなどを引き起こし、転倒のリスクを高めます。

（10）○

解説 H_2受容体拮抗薬は、胃炎や胃潰瘍（いかいよう）の治療などに使用されます。副作用として、認知症のような状態や抑うつ状態を引き起こすことがあります。

2

（1）3

解説 薬の保管場所を1ヵ所に決めることで、飲み忘れを防ぎます。お薬カレンダーやピルケースを使用し、1回分ごとにまとめることで医師の処方通りの服薬（服薬コンプライアンス）を守ることができます。なるべく自らが薬局で薬を受け取り、直接説明を聞くことで服薬コンプライアンスがより高まるといえます。

（2）1

解説 睡眠薬には筋弛緩作用があるため、転倒や

睡眠時無呼吸などの副作用には特に注意が必要です。そのため筋弛緩作用の少ないものを選択します。抗パーキンソン病薬では頻脈、非ステロイド性抗炎症製薬では消化性潰瘍、β遮断薬では徐脈や呼吸障害などの副作用に注意が必要です。

（3）2

解説　β遮断薬の有害事象として錯乱状態はとくにみられません。β遮断薬は心臓の収縮力を抑制し、心拍数を減らすことで心筋の酸素消費量を抑える作用をもち、狭心症治療薬として用いられます。副作用として徐脈に注意します。また気管支収縮作用ももつため、呼吸障害にも注意が必要です。

（4）4

解説　ベンゾジアゼピン系睡眠薬は、睡眠の導入目的以外に、鎮静効果、抗不安、抗けいれん、筋弛緩などの目的でも使用されます。血中尿酸値には影響しませんが、依存性が高いため向精神薬に指定されており、使用には注意が必要です。

第20回　高齢者と栄養

1

（1）×

解説　2018年（平成30年）の「国民健康・栄養調査」によれば、肉類よりも魚介類の摂取が増えるなどの傾向の変化はありますが、タンパク質摂取量は、老年期での年齢による大きな増減はとくに認められません。

（2）×

解説　2018年（平成30年）の「国民健康・栄養調査」によれば、総エネルギー摂取量は、大きな変化はとくに認められませんが、一般的に成人期と比較して食事量が減り、あっさりとした食事を好みやすいため、総エネルギー量は若干低下傾向にあります。

（3）○

解説　高齢者の食事は、いも類等の食物繊維などを中心に糖質に偏る傾向があります。そのため、総エネルギーに対する炭水化物エネルギーの比率は上昇する傾向があります。

（4）×

解説　脂質の摂取量は成人に比べて低下する傾向にあります。

（5）×

解説　基礎代謝が減り、運動量も減る傾向にある高齢者は、ほかの年齢階級と比較してもメタボリックシンドロームのリスクは高くなる傾向にあります。

（6）○

解説　要介護度が高いほど、食事の摂取や栄養の吸収などが不十分となり、PEM（タンパク質・エネルギー低栄養状態）になりやすいといえます。

（7）×

解説　高齢者への栄養ケア・マネジメントは、栄養士や薬剤師などを含め、多職種で進めるのが良い方法です。

（8）×

解説　カルシウムや亜鉛などのミネラルや、ビタミンなどは高齢者に不足しがちな栄養素です。消化管からの吸収率も低下するため、積極的に摂取する必要があります。

（9）×

解説　口腔機能や消化管の機能に問題がないのであれば、食事の内容や形態などを工夫し、なるべく経口摂取を心掛けて低栄養状態を改善します。

（10）×

解説　ビタミンやミネラルなどの補給のために利用される食品で、栄養成分の機能を表示するものを栄養機能食品といいます。高齢者で不足しがちな栄養を補うために活用されます。

2

（1）3

解説　義歯や味覚の鈍化、嚥下障害、薬剤の副作用などは、食欲を減退させることにつながります。1人暮らしや高齢の夫婦のみの場合、食事内容が偏る傾向があります。また身体的に買い物や調理が困難であったり、経済的な理由などによって栄養不足を引き起こすこともあります。ただし最近では、独身の40代、50代が高齢の親と同居し、親の年金などに頼り生活するという8050問題も取りざたされています。このような場合には、子との同居が経済的負担になり、低栄養の原因となることも考えられます。

（2）1

解説 高齢者のPEMは、加齢による身体的な変化（口腔機能や嚥下機能、消化機能の低下）のほか、うつなどの精神・心理的な要因による食欲不振、あるいは貧困などの経済的理由などで多く起こります。

（3）2

解説 簡易栄養状態評価は、65歳以上の高齢者の栄養状態を評価するスケールです。過去3カ月間での体重減少やストレス、急性疾患の有無、BMIなどの6項目を14点満点で評価します。11点以下は低栄養のリスクあり、7点以下は低栄養とされます。

（4）4

解説 主観的包括的評価（SGA）では、「体重の変化」「食物摂取の変化」「消化器症状」「身体機能」「疾患と栄養必要量」のほか、皮下脂肪や筋肉の減少、浮腫（ふしゅ）などの「身体症状」を評価し、「栄養状態良好」「中等度の栄養不良」「高度の栄養不良」に分類します。

第21回　高齢者の権利擁護

（1）○

解説 アドボカシーとは権利擁護（ようご）のことを意味します。高齢者を含む患者の権利がおびやかされないように、擁護し、ときにその意思を代弁することをいいます。

（2）○

解説 患者の権利を擁護し、代弁する者をアドボケイトといいます。看護師は、高齢者を含む患者のアドボケイトでなければなりません。

（3）×

解説 認知症高齢者のように、判断能力が不十分な場合にでも、インフォームドコンセントは適切に行わなければなりません。その人にとって伝わりやすい、理解しやすい方法で治療に関する説明をして同意を得ます。

（4）×

解説 高齢者や障害者などを社会的な弱者として特別視し、過剰に保護したり優遇するのではなく、それらの人々が健常者と同じようにあたりまえに地域社会で生活できることこそがノーマルな社会であるとする考え方をノーマライゼーションといいます。

（5）○

解説 成年後見制度（せいねんこうけん）は、判断能力や責任能力が全くない、あるいは不十分な人の権利を守るために、民法によって定められている制度です。

（6）○

解説 財産の管理や契約、医療などの手続きを本人に代わってできるようにする制度が成年後見制度です。成年後見制度で認められている後見人は、家庭裁判所で選定される法定後見人と、あらかじめ本人が依頼し契約をしておく任意後見人があります。

（7）×

解説 成年後見の請求は、本人の居住する地域の家庭裁判所に行います。

（8）×

解説 民法に基づき、家庭裁判所を通じて行う成年後見制度とは別に、もっと身近に代理人による財産管理や医療・介護の事務手続きを行えるようにする制度が日常生活自立支援事業です。この事業は、各都道府県の社会福祉協議会により実施されています。

（9）○

解説 社会福祉協議会により実施されている日常生活自立支援事業では、認知症高齢者、知的障害者、精神障害者などのうち判断能力が不十分な人が、福祉サービスの利用についての援助を受けたり、日常の金銭管理の援助を委託することができます。

（10）○

解説 司法書士や弁護士、社会福祉士などの専門知識をもたなくても、社会貢献の意識をもち、権利擁護への意欲が高い一般市民が、後見人の候補者として養成されるのが市民後見人です。

2

（1）3

解説 年齢だけを理由に、特定の集団を差別的に扱うことをエイジズムといいます。高齢者に対する

エイジズムとは、高齢者という理由だけで「身体的に衰えている」「判断能力が低下している」といった一方的な価値観で捉え、差別することを意味します。

（2）4

解説　1〜3は、高齢社会に対する提言であり、一方的な差別とはいえません。高齢者は防御力も低下して病気に罹患しやすい上、基礎疾患を持っていることも多いため、感染症などには特に注意が必要です。しかしながら高齢者という理由だけで外出自粛を強制的に求めたり、必要以上の制限を強いることはエイジズムといえます。

（3）4

解説　家庭裁判所で選定される法定後見人は、本人の判断能力により3種類に分けられます。判断能力が全くない場合には成年後見人、精神上の理由で判断能力が著しく不十分な場合には保佐人、そして精神上の理由で判断能力が不十分な場合には補助人が、それぞれ法定後見人として権限を委託されます。

（4）1

解説　任意後見人は、本人が信頼する人に対し、将来判断能力が低下したときに備えてあらかじめ指定する後見人であり、家族である必要はありません。

第22回　高齢者の虐待と関係法規

（1）○

解説　厚生労働省の調査によれば、虐待を受ける被虐待者（ひぎゃくたいしゃ）の半数以上は高齢者であり、そのうちおよそ8割が女性です。

（2）×

解説　要介護認定を受けている高齢者の方が虐待を受けやすい傾向があります。

（3）×

解説　経済的な理由も虐待を引き起こす要因ではありますが、経済的な余裕がある家庭でも多く虐待が起きています。

（4）○

解説　虐待を受ける高齢者を発見した場合には、高齢者虐待防止法に基づき、市町村へ通報することが義務付けられています。

（5）×

解説　家庭内で行われる虐待ほど発見されにくい（顕在化（けんざいか）しにくい）傾向があります。

（6）○

解説　高齢者虐待防止法には、虐待発見時の通報義務のほか、高齢者保護のための居室確保や立ち入り調査など、市町村が負う義務も明記されています。

（7）×

解説　家庭や施設で生活するあらゆる高齢者を虐待から守るために制定されたのが、「高齢者虐待の防止、高齢者の養護者に対する支援等に関する法律

（高齢者虐待防止法）」です。

（8）○

解説　器具を用いたり、ある手段によってその人の行動を著しく制限するのが身体拘束です。その例としては、「ベッドに身体を縛り付ける」「ベッドを高い柵で囲う」「身体の動きを制限する衣類や器具を装着する」「向精神薬を過剰に服用させる」「自由に出入りできない居室へ隔離（かくり）する」ことなどが挙げられます。

（9）×

解説　転倒や転落などには十分注意する必要がありますが、身体拘束は決して望ましいことではありません。できる限り行わず、緊急時のやむをえない場合に、例外的に行われるべき行為といえます。

（10）×

解説　身体拘束を行うかどうかは個人で判断するのではなく、病院内の委員会やチームで検討しなければなりません。また家族や本人も含めて検討します。

②

（1）1

解説　養護者により受ける虐待のうち、最も多いのが身体的な危害を加えられる身体的虐待です。虐待には、そのほかにも心理的虐待や性的虐待、介護放棄、経済的虐待などがあります。

（2）1

解説　施設内で起こる虐待でも、身体的虐待が最

も多いのが特徴です。次に多いのは、心理的虐待です。

（3）2

解説 家庭内で虐待を受ける高齢者と虐待者の関係で最も多いのが息子、つぎに夫、娘と続きます。高齢の女性が、同居する息子や夫から虐待を受ける

ケースが多いのが現状です。

（4）4

解説 緊急時に例外的に身体拘束が認められるとする、身体拘束の例外3原則は、「切迫性」「非代替性」「一時性」の3つです。緊急時に、ほかに方法がなく、一時的に行われることが求められます。

第23回　高齢者の生活と看護①　日常生活動作

1

（1）×

解説 ADL（日常生活動作）の能力が低下するほど、高齢者のQOLは低くなるといえます。

（2）○

解説 寝返りをうつときは、原則的に健側（けんそく）の方向に行います。

（3）○

解説 筋力の低下や関節可動域の制限などにより、老年期では歩幅が小さくなる傾向があります。

（4）×

解説 ベッドの端に座り、膝関節（しつ）を90度に曲げたときに、高齢者の足底がしっかりと床につく高さが適切です。

（5）○

解説 健側の手や足の力を使って移乗できるように、健側に車椅子を配置します。このとき、車椅子をベッドに対して垂直や平行にするのではなく、30度程度の角度になるように置きます。

（6）×

解説 脊椎が前方に屈曲した、いわゆる腰が曲がった状態である円背では、重心が後方にあるため、転倒して尻もちをつくことが多くなります。立ち上がる際には重心を前に移動させてゆっくりと立ち上がります。

（7）○

解説 脊椎が前方に屈曲し、骨盤部分が後方に傾く状態が骨盤後傾です。座位では、背もたれに寄っかかり、臀部（でんぶ）や大腿部（だいたいぶ）が前方にずれたような状態、いわゆる仙骨（せんこつ）座りになります。そのため、座位において仙骨部への褥瘡リスクが高まります。

（8）×

解説 ADLの維持には、早期に起き上がり、離床し、歩行などの動作訓練をすることが大切です。

（9）×

解説 長時間かかったり、補助が必要だったりした場合には、それを含めて細かく評価します。

（10）○

解説 IADL（手段的ADL）は、ADL（基本的な日常生活動作）に対し、より社会生活に必要な身体動作のことをいいます。IADL尺度は、買い物や食事の準備、電話の使用、洗濯、服薬管理、そして財産取り扱い能力などのカテゴリーで評価します。

2

（1）2

解説 座位を保持するためには、筋力（おもに体幹（たいかん））や平衡感覚（へいこう）、関節の可動性などが必要です。老年期では筋力や平衡感覚が低下し、関節の可動域も制限されるため、座位の保持が難しくなります。

（2）3

解説 ドーナツ型の円座は、使用する周囲の皮膚を引っ張り、虚血（きょけつ）による褥瘡を引き起こすリスクを高めるため、褥瘡の予防の観点からすると使用は禁忌（きんき）です。

（3）2

解説 バーセルインデックスは、食事、移乗、整容、用便動作、入浴、平地歩行、階段昇降、更衣、排便コントロール、そして排尿コントロールの10項目で評価し、満点は100点です。評価方法は、「しているか‐していないか」という実行状況ではなく、「できる‐できない」の能力で行います。ただし100点満点でも1人暮らしが可能というわけではありません。

（4）4

解説　高齢者総合的機能評価（CGA）は、日常生活動作の評価に加え、身体的側面、精神心理的側面、そして社会・環境的側面から総合的に高齢者を理解・評価するための指標です。すべての高齢者が評価対象で、その評価はADLやIADL、認知機能、幸福度、コミュニケーション、家庭環境や介護支援体制などの社会的環境などからなります。その結果は多職種で共有し、高齢者のQOL向上に役立てます。

第24回　高齢者の生活と看護②　転倒と予防

（1）○

解説　骨量が減少する老年期では、転倒は骨折につながりやすく、また筋力の回復なども遅くなるため、長期臥床、すなわち寝たきりを引き起こしやすくなります。

（2）×

解説　一度転倒すると、転倒への恐怖や過剰な保護などにより活動を制限し、自立度が低下することがあります。すなわち、転倒の既往は、再び転倒するリスクを大きく高めます。

（3）×

解説　転倒後症候群とは、転倒を経験したことにより、歩くことへの不安や恐怖が生じたり、自信を失ってしまう状態をいいます。再転倒には十分な注意が必要ですが、活動を制限することで、より転倒後症候群を悪化させたり、筋力の低下を引き起こしてしまいます。

（4）○

解説　脆弱性骨折とは、骨量の減少により骨の強度が低下し、ちょっとした外力が加わることで起こる非外傷性の骨折をいいます。例えば転倒した際に軽く手をついただけで骨折したり、重いものを持っただけで骨折する、あるいは自分の体重に耐えられなくなった脊椎の椎骨が骨折することなどが脆弱性骨折です。

（5）×

解説　身体拘束は緊急時に特別な理由がある場合に限ります。また転倒予防のためとはいえ、過度に活動を制限することは、さらに転倒のリスクを高めたり、廃用症候群などを引き起こします。

（6）○

解説　転倒しないような環境作りも大切です。照明で足元を照らしたり、床のものを整理してつまづきを予防することが重要です。また高齢者の自立度に合わせ、段差をなくしたり、手すりを設置するなどの整備も必要です。

（7）×

解説　かかとまで付くズボンでは、自分で踏んでしまい転倒してしまう危険が高くなります。

（8）×

解説　スリッパやサンダルのように脱げやすい履物は転倒の原因となります。滑りにくい靴や靴下、つま先が上がるようにつくられた靴や靴下などの利用も有効です。

（9）○

解説　転倒予防教室は、市町村や病院などにおいて行われています。転倒に関する知識を学んだり、転倒予防のための筋力強化プログラムなど、さまざまな取り組みが行われています。

（10）○

解説　ベッドの高さは、膝を90度に曲げてベッドに座ったときに、両足底が床につく位にするのが転倒予防に適切です。

2

（1）4

解説　高齢者は歩幅が小さくなるのが特徴です。そのため歩行時のバランスが崩れやすく、転倒につながります。こきざみにならないよう、そしてすり足にならないよう、ゆっくりとつま先を上げるようにして歩くのがよいでしょう。

（2）2

解説　転倒の原因は大きく内的要因と外的要因に分けられます。内的要因とは高齢者自身に内在する要因で、加齢変化による運動機能の低下や平衡感覚の低下、防衛反射の低下、あるいはそれらを引き起こす疾患、服用する薬物などをいいます。外的要因

は、段差などの設備や身につける物など、物理的・環境的な要因をいいます。

（3）2

（解説）どれも転倒による骨折の好発部位ですが、とくに大腿骨近位部、すなわち股関節付近は起き上がり動作や歩行動作に深くかかわる部分です。その

ため骨折することで寝たきりのリスクは非常に高まります。

（4）1

（解説）踏み台は、踏み外したりつまづくことによる転倒の原因となります。

第25回　高齢者の生活と看護③　廃用症候群とリハビリテーション

（1）○

（解説）廃用症候群とは、長期の臥床や過度の安静、不活発な生活などによって起こる症状の総称です。その症状には、関節の拘縮（こうしゅく）や骨粗しょう症、筋力低下、褥瘡（じょくそう）などの身体的な症状のほか、うつなどの精神・神経症状もあります。

（2）×

（解説）治療のために床上安静をすることはありますが、過度の安静は廃用症候群を引き起こします。可能な限り早期の離床が廃用症候群の予防につながります。

（3）○

（解説）長時間寝たきりの状態が続くと、股関節が外旋（がいせん）したり、尖足（せんそく）（つま先が伸び切った状態）などが生じやすくなります。

（4）×

（解説）廃用症候群では、心肺機能の低下がみられます。循環血液量の減少や心臓機能の低下によって1回心拍出量は低下し、その代償として心拍数の上昇がみられます。

（5）○

（解説）呼吸筋の筋力低下などにより、肺活量は減少します。

（6）○

（解説）長期の臥床によりカルシウムの吸収が不足するため、骨吸収が進みます。そのため骨のカルシウムが血中に過剰に放出され、それが沈着することで尿路結石が起こりやすくなります。

（7）○

（解説）なるべく早期に関節可動域訓練を実施し、関節を動かすことで、関節の拘縮（固まって動きが

制限されるようになること）を予防することができます。

（8）×

（解説）身体のある部分に手や器具を用いて外力を加え、動かす運動を他動運動といいます。それを本人が自ら行うのが自助他動運動です。関節を動かすことは関節拘縮の予防に有効です。

（9）×

（解説）訪問者との面会により、身体を動かしたり話したりすることで、廃用症候群の改善につながります。

（10）×

（解説）端座位（たんざい）訓練は長期臥床から離床するために有効な訓練です。短時間から始め、高齢者の疲労度などから判断し、無理をさせないように看護者、介護者などが注意して行います。

2

（1）1

（解説）長期の臥床は血圧調節能力を低下させ、起立性低血圧を引き起こします。臥床による活動量の減少は、カルシウムの低下の原因となりますが、その分骨吸収が進み、骨のカルシウムが血中に放出されるため低カルシウム血症にはなりません（その代わり骨がもろくなります）。廃用症候群は加齢とともに進行が早くなる傾向があります。がん患者では、疼痛や抗がん剤の副作用等の影響で活動量が減るなどして、廃用症候群が起こることがあります。

（2）4

（解説）等張性運動は関節を動かし、筋の長さを変えて行う運動のため、ギプスによる関節の固定後にはできません。ギプス装着時であれば等尺性運動が適します。マッサージは末梢から中枢に向けて行います。熱刺激によって温める温罨法では、痛みの軽

減やリラックスなどの効果はありますが、廃用症候群の予防にはなりません。

（3）3

解説　廃用症候群を予防するためには早期のリハビリテーションが有効です。抜糸の時期に関係なく、可能な方法で歩行訓練を開始します。

（4）1

解説　端座位訓練では、ベッドに深く腰掛け、両方の足底を床につけ、転倒や転落を予防します。顎を上げると視界が不十分となり、バランスを崩しやすく、後方に転倒しやすくなります。また30分という時間を決めずに無理せず短時間から取り組むようにします。

第26回　高齢者の生活と看護④　食事と嚥下障害

（1）×

解説　食事には栄養を摂取する以外にも満足感や幸福感を得たり、コミュニケーションをとる、という目的もあります。個人の嗜好も考慮したうえで食事を提供、支援します。

（2）○

解説　誤嚥を防ぐために、しっかりと嚥下したことを確認します。

（3）○

解説　片麻痺がある場合には、麻痺側の方向に頸部を回旋して嚥下（横向き嚥下）すると、麻痺の反対側が広くなるため食物が通過しやすくなります。

（4）○

解説　嚥下障害が重度の場合には、ファウラー位をとることで食塊が重力で食道に落ちやすくなります。また気道も閉鎖するため、誤嚥を予防することもできます。

（5）○

解説　食事の際は、股関節、膝関節、足関節が90度になるような姿勢が適します。

（6）×

解説　胃瘻の造設はQOLを低下させることにもなります。また胃瘻により、嚥下機能はますます低下します。胃瘻以外にも栄養摂取の方法がある場合には、それらの方法を検討します。

（7）×

解説　食物の逆流を防ぐためにも、食後30分〜1時間程度は座位やファウラー位を保ちます。

（8）○

解説　適切な摂食・嚥下行動ができるよう行う摂食・嚥下リハビリテーションには、実際の食べ物を用いて行う直接訓練と、食べ物や飲み物を用いず、筋関節運動やマッサージなどを行う間接訓練があります。

（9）×

解説　意識障害がある場合や、重度の嚥下障害などの場合には、直接訓練だと誤嚥や窒息の危険が高くなります。そのため間接訓練が適します。

（10）○

解説　歯垢は口腔内の細菌の繁殖の原因となります。細菌を誤嚥することで肺炎を引き起こします。

2

（1）3

解説　もちなどの口腔内や食道に貼りつきやすくて嚥下しにくいものや、かまぼこのように咀嚼しても食塊を形成しにくいものは、嚥下障害のある人の食事には適しません。また酢の物は、唾液の分泌を多量に促すため、誤嚥を引き起こしやすくなります。

（2）1

解説　嚥下障害がある場合には、なるべく浅く、一口量が少ないスプーンが適します。

（3）3

解説　水飲みテストを行う場合、実施前に口腔ケアを行い、口腔内の細菌を除去し、誤嚥による肺炎を予防します。改訂水飲みテスト（MWST）では、3mmの水を注射器で計量し、嚥下してもらい、嚥下の状態を確認します。RSST（反復唾液嚥下テスト）の際、空嚥下の回数は、視認ではなく、喉頭部分を触診して正確に数えます。

（4）4

解説 高齢者では、加齢による変化で誤嚥が起こ

りやすくなります。咳嗽反射（がいそう）が低下することで、異物を排出する機能が衰え、誤嚥の原因となります。

第27回 高齢者の生活と看護⑤ 排泄

1

（1）×

解説 おむつ使用のメリットもありますが、高齢者に限らずQOLや自尊心を低下させます。また、高齢者の場合はおむつを装着することにより、さらに不活動状態になり、廃用症候群を引き起こしやすくなります。なるべく自立して排泄できるような援助を検討します。

（2）×

解説 高齢者では、泌尿器の加齢変化が原因となるほか、夜間の抗利尿ホルモンの分泌が減少し、さらにその反応性も低下するため、とくに夜間頻尿が起こりやすくなります。

（3）×

解説 脱水を予防するために、水分の摂取制限は適切ではありません。飲水時間を調整するなどの援助を行います。

（4）○

解説 膀胱から出る尿の通り道である尿道の閉塞（へいそく）などにより、尿の通行が障害されて膀胱内圧が上昇し、尿が押し出されて少しずつあふれるように起こるのが溢流性尿失禁（いつりゅうせい）です。前立腺肥大症で多く起こります。

（5）○

解説 出産などによる骨盤底筋群の脆弱化（ぜいじゃくか）が原因の一つであるため、男性よりも女性の方で腹圧性尿失禁が多くみられます。

（6）×

解説 尿意を催しても少し我慢し、膀胱の弾力性を保って容量を増やしたり、尿意をコントロールできるようにするための訓練が膀胱訓練です。尿道や尿道括約筋の損傷などにより膀胱に尿を貯めることができない状態の完全尿失禁では有効とはいえません。

（7）×

解説 膀胱が過剰に活動する状態、すなわち過活動膀胱では、頻尿や尿失禁がみられます。

（8）○

解説 腸や肛門の機能に異常がないにもかかわらず、運動機能の低下や認知症が原因でおこる便失禁が機能性便失禁です。例えば便意を催してトイレに行こうとしても移動動作ができず、失禁してしまうような状態です。同じ原因で起こる尿失禁は機能性尿失禁といいます。

（9）×

解説 食物繊維を摂取することは、便秘の予防や改善に有効です。

（10）×

解説 下剤は、下痢や便失禁の原因となるほか、習慣化するリスクもあります。生活習慣や食事、水分摂取などを見直し、温罨法などの排便を促すケアの実施を考えた上で、下剤や浣腸などを検討します。

2

（1）4

解説 老化により、高齢者では尿失禁が起こりやすくなります。膀胱は萎縮して容量が低下し、弾力性も失われるため、尿を貯める機能が衰えて、尿失禁を引き起こしやすくなります。また排泄動作を行うための運動機能の低下や、尿意を感じ、排泄場所を考え、トイレを認識して排泄する、という一連の認知機能の低下も尿失禁の原因となります。

（2）1

解説 膀胱の加齢変化により、尿を押し出す力が衰えるため、残尿量は増加します。

（3）1

解説 機能性尿失禁は、身体機能の低下により、トイレまで移動したり、排泄動作を行うことが困難な場合のほか、認知症などによってトイレの場所がわからない、トイレが認識できない、といった認知機能の低下によって起こる尿失禁です。急激な尿意が起こり、我慢できずに漏れてしまうのが切迫性尿失禁で、脳血管障害や過活動膀胱などが原因で起こります。完全尿失禁は、尿道括約筋など尿の通行を制御する機能の損傷などにより、膀胱に尿を貯める

ことができず、常に漏れ出している状態です。

（4）2

解説　大腸の形態異常による器質性便秘に対し、

大腸の機能に異常があることで起こる便秘が機能性便秘です。高齢者では、大腸粘膜からの粘液の分泌が低下するため、便の通行が障害され、便秘が起こりやすくなります。

第28回　高齢者の生活と看護⑥　清潔

1

（1）○

解説　皮膚には、外界の刺激から身体を守るさまざまな防御機能が備わっています。清潔にすることでその作用が高まります。

（2）○

解説　皮膚の表面は弱酸性に保たれており、細菌の繁殖を防いでいます。弱酸性の洗浄剤を用いることで、その防御機能を損なわないようにします。また洗浄には、化学繊維ではなく、刺激の少ない木綿のタオルが適します。

（3）×

解説　ぬるめの湯に半身浴をすることで、心肺への負担が軽減され、循環機能を促進します。

（4）×

解説　入浴には清潔という目的のほか、リラックス効果も期待できます。入浴剤の香りなどは、その効果を高めます。皮膚に問題がなければ、本人の希望に応じて使用できます。

（5）○

解説　末梢部位である足は、冷えにより熱さの感覚が鈍っていることがあります。熱傷を防ぐ意味でも、湯は37～39℃程度のぬるめの湯で実施し、時間は5～10分ほどとします。

（6）×

解説　加齢変化により、皮膚は薄くなり、弾力性もなくなります。そのため、強くこすりすぎないように、やさしく清拭（せいしき）を行います。

（7）○

解説　老年期では皮膚のしわやたるみが目立つようになります。汚れがたまりやすいため、よく伸展させて拭くようにします。

（8）×

解説　時間を決めて行うのではなく、洗浄が必要

な場合に随時（ずいじ）行います。

（9）○

解説　化学繊維よりも、刺激の少ない木綿が適します。

（10）×

解説　義歯（ぎし）は汚れやすく、歯垢もたまりやすいため、齲歯（うし）や歯周病、誤嚥性肺炎などの原因となります。義歯ははずして洗浄し、はずした状態の口腔内もスポンジブラシなどを使用して、粘膜や歯茎（しけい）部分をしっかりと清掃します。

2

（1）2

解説　ADLの能力を維持したり、QOLを高めるためにも、可能であれば自分で行うことができるように援助します。

（2）4

解説　高齢者の入浴では、湯は38～41℃程度の中温が適します。また脱衣所と浴室の温度差がないようにそれぞれ温めておくことで、ヒートショック（急な温度変化で血圧が大きく変動することで、心筋梗塞や脳梗塞、不整脈などが引き起こされること）を予防します。また、入浴中の熱中症にも注意します。消化機能の低下を防ぐため、食後30分～1時間ほどしてから入浴します。反対に脱水や貧血の起こりやすい空腹時の入浴も避けます。

（3）4

解説　足浴後は、タオルでしっかりと水分を拭きとるようにします。ドライヤーを使用すると必要以上に皮膚を乾燥させてしまう上、熱傷の危険もあります。

（4）3

解説　取り外した義歯は、乾燥すると劣化、変形するため、水に浸けて保管します。また歯磨き粉に含まれる研磨剤により義歯が損傷するため、歯磨き粉は用いません。また熱い湯も変形の原因になります。

第29回　高齢者の生活と看護⑦　活動と休息・睡眠

1

（1）×
解説 老年期では、睡眠が浅くなる傾向があります。そのほかにも、早寝早起きになる、**中途覚醒が増える**、なかなか入眠できない、といった特徴がみられます。就寝時間が早く、睡眠時間が多いようにもみえますが、早朝覚醒や夜間覚醒が多く、眠りも浅いため、実際に睡眠をとっている時間は若年層に比べ短くなりやすいのが特徴です。一方で、睡眠のために臥床している時間は若年層より長くなる傾向があります。結果的に、睡眠の質が低下しやすいのが老年期の特徴です。

（2）○
解説 さまざまな喪失体験などによる**精神的なストレス**が不眠などの睡眠障害の原因となります。

（3）×
解説 短時間の昼寝はその後の活動性の向上や夜間の睡眠の質の向上につながりますが、日中に多く睡眠をとりすぎると、反対に夜に寝つきが悪くなったり、**中途覚醒を引き起こします**。日中には気分転換となるような趣味や娯楽などの活動を行い、夜間に睡眠をとる**生活リズムの獲得**を目指します。

（4）○
解説 夜間に強い光を浴びると、生体リズムを調節し、睡眠を促進するメラトニンの分泌が乱れ、中途覚醒や入眠障害などを引き起こします。

（5）○
解説 起床時にはカーテンを開けて陽光をとり入れたり、照明をつけることで、覚醒を促します。

（6）×
解説 入院中でも趣味や娯楽などの活動は、可能な範囲で積極的に行うようにします。

（7）○
解説 睡眠相前進症候群は、夕方から現れる眠気により眠ってしまうことで深夜に覚醒し、再入眠できない状態をいい、**高齢者に多くみられます**。

（8）×
解説 睡眠障害の改善には、睡眠薬の使用も検討しますが、**睡眠薬は依存性もあり**、また副作用も強

く転倒などの原因ともなります。まずは睡眠をとりやすいような環境を整えたり、日中の活動を見直すなどのケアを検討することが重要です。

（9）×
解説 副作用や薬物の代謝・排泄も考慮し、作用時間のできるだけ短いものを選択します。

（10）○
解説 眠気が生じた後に活動することで転倒の危険もあるため、就寝の直前に服用し、眠気が生じたらすぐに就寝できるようにします。

2

（1）1
解説 レム睡眠とは、眼球の動きを伴う睡眠で覚醒状態に近い脳波が特徴です。筋緊張が緩和し、身体を休ませる睡眠ですが、脳は活発に活動しています。老年期ではこの**レム睡眠がとくに減少**します。一方の眼球の動きを伴わないノンレム睡眠は、脳も活動を休んでいる状態です。ノンレム睡眠は眠りの深さにより4段階に分けられますが、老年期では深いノンレム睡眠が減少し、浅いノンレム睡眠が増えるようになります。

（2）1
解説 老年期では、多くの場合早寝早起きになります。就寝時間が遅くなるといった傾向はとくにみられません。就寝から入眠までの時間は長くなり（寝つきが悪くなり）、中途覚醒の回数も増えます。

（3）4
解説 活動と休息（睡眠）のリズムを確立するためには、日中に適度な活動をして、夜間にしっかりと眠ることが重要です。過度の昼寝は夜間の覚醒の原因になるため、日中の娯楽活動などを促します。また眠くないときに無理に眠らせることは適切ではありません。食後や入浴後にはリラックスし、眠くなります。昼食後に入浴することで、睡眠のリズムがくずれることも考えられます。水分の摂取は重要ですが、就寝前に多めに摂ると、夜間の覚醒や失禁の原因となります。

（4）3

解説　眠れない場合には無理に寝させようとせず、一度起きて話を聴いたり、リラックスできるような援助を行い、再入眠できるようなケアを考えるのがよいでしょう。

第30回　高齢者の生活と看護⑧　コミュニケーション

1

（1）○

解説　高齢者に限らず、看護師は常に患者に共感的な態度で接することが大事です。

（2）×

解説　聴力が低下する老年期では、視覚などの感覚も十分に活用してコミュニケーションをとる必要があります。視覚（視力や暗順応）も低下するため、部屋を明るくし、表情がみえるようにして会話をすることが大切です。

（3）×

解説　高齢者は人生の先輩であり、敬う態度で接することが大事です。子ども言葉ではなく、きちんとした大人の言葉で会話をします。

（4）○

解説　高齢者と話をするときには、ゆっくりと、聴き取りやすい言葉で行います。

（5）×

解説　高齢者とのコミュニケーションでは、言語的コミュニケーションだけではなく、身振り手振りや表情など、非言語的コミュニケーションも重要となります。

（6）×

解説　構音障害は、大脳皮質の障害による失語症とは異なり、発声や発語に関わる脳神経や、その支配を受ける筋が損傷を受け、唇や舌などに麻痺が出て、言葉がうまく話せなくなることをいいます。症状としては、話し方がぎこちなくなる、息漏れがある、ブツブツ途切れる、不規則になる、不明瞭になる、など、さまざまな発話の障害がありますが、言語を正しく理解したり、使用することはできます。

（7）○

解説　構音障害の原因疾患としては、脳血管疾患のほか、パーキンソン病や筋ジストロフィー、脊髄小脳変性症などがあります。

（8）×

解説　失語症の場合には、多くは、言葉の理解や、話す、聞く、読む、書く、というあらゆる点で言語能力に障害がみられるため、五十音表の活用は有効とはいえません。

（9）○

解説　加齢により起こる老人性難聴の特徴は、「高音域から始まる」「両耳の聴力が同時に下がる」「音自体は聞き取れても何を話しているか分からない」などです。

（10）×

解説　不自然に音を区切ると、かえって伝わりにくくなるため、ゆっくりと普通の発話、リズムで話すようにします。

2

（1）4

解説　高齢者では、加齢によって高音域から聴力が低下します。高い声にならないように注意し、ゆっくり、はっきりと話すようにするとよいでしょう。

（2）2

解説　構音障害では、言葉の理解は障害されていないため、言っていることがよくわからない場合にはそのことを伝え、修正を促すことも大事です。発話の明瞭度がさらに悪い場合には、五十音表やコミュニケーションシートなどを用います。

（3）3

解説　「高音域から障害される」「左右対称性の聴力低下」のほか、「音自体は聞き取れるが特に言語音の弁別が困難になる」という点が老人性難聴の特徴です。

（4）3

解説　耳元で大きな声で話すとかえって聴き取りづらくなることが多いため、表情や口元が見えるように、正面でゆっくりと話す方がよいでしょう。また耳垢により聴こえにくくなることもあります。

第31回　終末期の看護

1

（1）×

解説　回復の見込みがなく、死が避けられない状況に迫った末期の患者に対して行われるのがターミナルケアです。ターミナルケアでは、延命治療よりもむしろ、患者の苦痛を和らげることに重点を置きます。

（2）×

解説　終末期であっても、患者やその家族に対する説明と同意は必要不可欠です。

（3）○

解説　終末期においては、死が近づくにつれてさまざまな身体的徴候が現れます。まずは歩行が困難になり、体重が徐々に減少します。その後、食事を摂取することが困難になり、眠っていることが多くなります。終末期の終盤では尿量の減少や血圧の低下がみられるようになり、そして亡くなる直前には、呼吸の異常や低体温、脈拍の減弱、無尿、昏睡などが現れます。

（4）○

解説　一緒に死後の処置を行うことで、患者の死と向き合い、送り出してあげることができます。家族が希望するようであれば、一緒に処置を行います。ただしすぐに死を受け入れられない、動揺が激しい、といったこともあるため、家族の意思を尊重し、無理に薦めるようなことは避けます。

（5）×

解説　グリーフケアとは、悲嘆へのケアのことです。患者が亡くなった後に、残された人が前を向き、新たな人生を歩んでいけるような支援を行います。グリーフケアは、患者の存命中から始まっています。

2

（1）事前

解説　患者、あるいは健常者が、自ら将来的に判断能力を失った場合に備え、あらかじめ治療や延命処置に対する意思、それらを代わりに示してくれる代理人を口頭や文書で示しておくことをアドバンスディレクティブ＝事前指示（書）といいます。

（2）リビング

解説　終末期医療における治療方針に対する自らの意思を書面で示しておくことをリビングウィル（生前の意思や尊厳死の宣言書などともよばれます）といいます。リビングウィルは、アドバンスディレクティブのひとつです。

（3）心肺蘇生（蘇生）

解説　アドバンスディレクティブのひとつで、心肺が停止し、救命の見込みがなくなった場合に心肺蘇生術を施さないという意思を示しておくことをDNARといいます。今まではDNR（Do Not Resusciation）が一般的に用いられていましたが、蘇生する可能性が高いのに蘇生治療は施行しないとの印象をもたれやすいのではないか、との考えもありました。そのため、Attempt（試みる）という言葉を加え，蘇生可能性が乏しいにもかかわらず蘇生を「試みる」ことを拒否する趣旨であることを強調したDNAR（Do Not Attempt Resuscitation）が使われるようになってきています。

（4）5

解説　避けられない死を宣告されたときに、その患者が死に至るまでの心理過程を5段階で表したのが精神科医のキュブラー・ロスです。

（5）取り引き

解説　キュブラー・ロスが示した死にゆく人の心理過程は、第1段階の「否認と隔離（死から目を背ける）」、第2段階の「怒り（なぜ自分が死ななければならないのかという怒り）」、第3段階の「取り引き（何かと引きかえにしてでも助かりたい）」、第4段階の「抑うつ（無力感と落ち込み）」、そして第5段階の受容（死を受け入れる）」です。ただし、必ずしもこの段階通りに進むとは限りません。

3

（1）3

解説　アドバンスディレクティブの方法は書面でも口頭でも構いませんが、法的な拘束力はありません。代理人を指名することはできますが、成年後見制度とは異なり財産の管理者の指定はできません。

（2）4

解説　終末期においては、避けられない死と向き

合うため、落ち込まないでいることは難しいといえます。また死と向き合う患者の本心から目を背けて楽しい話題に切り替えることもあまり適切とはいえません。痛みを取り除くために医薬品を用いることもありますが、まずは患者の気持ちを聴き、共感したり、家族などとの時間をより多く過ごせるようなケアが最も適切といえます。

（3）2

解説 終末期においても、食欲がないからといっ

てすぐに非経口的栄養法を優先するのは適切ではありません。

（4）2

解説 死は誰でも怖いものです。患者の不安や寂しさ、悲しみ、くやしさといったさまざまな感情に耳を傾け、そばにいてあげることはケアとして有効といえます。

第32回　高齢者と疾患①

1

（1）×

解説 脳卒中の初期症状として、「ろれつが回らない」「めまいや吐き気」「手足の感覚の異常」などがありますが、単なる老化や体調不良と思い、放置して受診が遅れることがあります。脳卒中は、発症後すぐに（数時間以内）治療することで悪化を防ぎ、予後も良好になるとされています。異変を感じたらすぐに受診することが重要です。

（2）○

解説 脳への血流に障害が現れ脳に異常が起こるのが脳血管障害、いわゆる脳卒中です。脳卒中は、動脈硬化や血栓症などが原因となり、それらは高血圧症や糖尿病などの生活習慣病が引き金となります。

（3）×

解説 脳血管障害（脳卒中）の一つである脳梗塞は、発症の原因により、脳の細い血管に血栓が詰まり、小さな梗塞が多発する「ラクナ梗塞」、動脈硬化の進行により生じた血栓が詰まることで起こる「アテローム血栓性脳梗塞」、そして、心筋梗塞や弁膜症、心房細動等の不整脈などの原因によって心臓で生じた血栓が脳まで流れてきて脳の動脈を塞いで起こる「心原性脳塞栓症」に大きく分けられます。

（4）×

解説 認知症で最も多いのは、アルツハイマー型認知症です。

（5）○

解説 アルツハイマー型やレビー小体型の認知症と比べ、急激に発症するのが血管性認知症の特徴です。

（6）○

解説 まだら認知症とは、記憶力や理解力、判断力など認知症の発症により衰えやすい様々な機能がどれも同じように低下するのではなく、特定の機能のみが低下する状態をいいます。これは、認知症を引き起こす原因となる脳の病巣の部位によるもので、血管性認知症で多くみられます。

（7）×

解説 パーキンソン病は、脳の中脳にある黒質から分泌されるドパミンが分泌されなくなることで起こります。高齢者で多くみられます。

（8）○

解説 パーキンソン病の症状には、日内変動がみられるのが特徴です。

（9）×

解説 ホーン・ヤール重症度分類は、パーキンソン病の重症度を５段階で分類するスケールです。心不全の重症度分類には、フォレスター分類などが用いられます。

（10）×

解説 重症の心不全では、起座位やファウラー位など上半身を起こす体位をとり静脈還流量を減らすことで、呼吸が安楽になります。

2

（1）3

解説 脳卒中は高齢者に非常に多く、要介護の原因となる疾患で最も多いものです。脳への血流が障害され、脳が虚血に陥ると、失語や麻痺、片側の視野の欠損などが一時的に現れることがあります。これを一過性脳虚血発作（TIA）といいます。罹患す

ると、脳へのダメージにより、抑うつや意欲の低下などが起こることもあります。脳卒中の発症後は、早くから関節可動域訓練を行い、拘縮を予防します。

（2）4

解説 パーキンソン病でよくみられる４大症状として、安静時振戦、姿勢反射障害、無動・寡動、そして筋固縮が挙げられます。

（3）4

解説 パーキンソン病では、安静時の手足の振戦

（ふるえ）や、動作の緩慢、仮面用顔貌（表情の消失）、まばたきの減少、前傾姿勢での歩行、こきざみ歩行、すくみ足（一歩目が踏み出せない）などがみられます。これらは多くの場合、左右非対称で現れます。

（4）1

解説 パーキンソン病の自律神経症状として、頻尿などの排尿障害や起立性低血圧、便秘などがみられます。そのほかにも、抑うつなどの精神症状や睡眠障害、認知機能障害、感覚障害などが現れることもあります。

第33回　高齢者と疾患②

1

（1）○

解説 老年期では、恒常性を保つための防衛力や予備力などが低下するため、感染症にも罹患しやすくなります。

（2）○

解説 老年期では、肺炎になった場合でも、初期症状が軽度な場合があります。また、食欲不振や意識障害といった、一見すると老化や別の疾患の症状と思われがちな症状が現れることもあります。そのため若年者に比べて重症化しやすい傾向があります。

（3）×

解説 肺炎は高齢者の死因として多いですが、最も多いのは悪性新生物、すなわちがんです。次に心疾患、そして老衰と続きます。

（4）×

解説 Ｃ反応性タンパク（CRP）は、感染症や肺炎などにより炎症反応が起こると、肝臓での合成が促進し、血漿濃度が上昇します。しかし高齢者ではその上昇が比較的軽度の場合もあり、非定型的です。

（5）○

解説 肺炎は大きく、通常の社会生活を送る中で発症する市中肺炎と、入院中に発症する院内肺炎に分けることができます。市中肺炎の原因菌として最も多いのが肺炎球菌です。そして緑膿菌やMRSA（メチシリン耐性黄色ブドウ球菌）は院内感染の原因菌です。さらに最近では新型コロナウイルスが肺

炎を引き起こす原因として大きな社会問題を引き起こしました。

（6）×

解説 老化により、気道の線毛運動は低下し、異物を排除する防御機能が弱体化します。そのため肺炎を引き起こしやすくなります。

（7）○

解説 インフルエンザウイルスによる感染症がインフルエンザです。頭痛や関節痛、高熱（高齢者では高熱がみられないことも多くあります）などに加え、風邪のような呼吸器症状がみられます。高齢者では重症化しやすく、死亡者の多くは高齢者です。

（8）○

解説 発熱は、侵入した細菌やウイルスに対して起こる防御反応の１つです。高齢者では防御反応が低下し、さらには体温上昇機能も弱まるため、インフルエンザなどに罹患しても高熱がみられないことも多くあります。

（9）×

解説 ワクチンが効果を発揮するには接種してから２週間程度必要です。そのためインフルエンザの流行が起こる前に行うことでより効果が発揮されます。

（10）○

解説 インフルエンザウイルスのおもな感染経路は飛沫感染です。そのためマスクの着用は一定の効果があるといえます。ただし通常のマスクだけではウイルスの侵入を防ぎきることはできません。手洗いとうがいの徹底、換気、適度な湿度と室温の管理などを並行して行うことで予防効果が高まります。

❷

(1) 2

解説　誤って気道に侵入した細菌によって引き起こされるのが誤嚥性肺炎です。嚥下反射の低下により誤嚥が起こりやすい高齢者で多くみられます。また異物を排除するための咳反射の低下や、口腔内細菌の増加も誤嚥性肺炎の原因となります。

(2) 4

解説　生活習慣の改善などにより病気にならないようにすることを一次予防、健診などにより病気の早期発見や早期治療に努めることを二次予防、そして罹患後のリハビリテーションなどにより社会復帰し、再発を防ぐことを三次予防といいます。

(3) 1

解説　高齢者は脱水を起こしやすいため、水分の摂取が必須です。

(4) 2

解説　ノロウイルスは、とくに冬季に感染性の胃腸炎を引き起こす原因となります。症状として吐き気や嘔吐、下痢がみられます。嘔吐や下痢によって脱水を起こしやすくなるため、水分補給が重要です。また吐物が気道を閉塞したり誤嚥することもあるため、側臥位にしたり顔を横に向けることで予防します。感染者の排泄物や吐しゃ物にはウイルスが含まれるため、標準予防策を施して処理します。ノロウイルスにはワクチンや抗ウイルス薬はまだありません。手洗いやうがいなどにより予防します。また十分に加熱しない魚介類などが原因となることも多いため、注意が必要です。

第34回　高齢者と疾患③

❶

(1) ○

解説　加齢や閉経などにより生理的に起こる骨粗しょう症や、運動不足や長期の臥床といった生活習慣によって引き起こされる骨粗しょう症が原発性骨粗しょう症です。加齢などによる骨量の減少が、骨粗しょう症を引き起こしやすい原因となります。

(2) ×

解説　閉経後骨粗しょう症は代表的な原発性骨粗しょう症です。続発性骨粗しょう症は薬物や疾患などによって引き起こされるものをいいます。

(3) ×

解説　老年期により骨をつくる骨芽細胞のはたらきが弱まり、破骨細胞による骨吸収が進むことによって骨粗しょう症が起こります。

(4) ○

解説　閉経により、破骨細胞のはたらきを抑制する作用をもつエストロゲン分泌が低下することで骨吸収が進み、骨粗しょう症が引き起こされます。そのため男性に比べ女性で骨粗しょう症が多くみられます。

(5) ○

解説　運動により適度な負荷をかけることで骨をつくる細胞が活性化します。老年期の運動不足は骨をもろくする原因となります。また外出し、日光を浴びることで、小腸でのカルシウムの吸収を高めるビタミンDの産生が増えるため、ウォーキングは骨粗しょう症の予防に有効といえます。

(6) ×

解説　老年期では、生活習慣や食習慣などによりカルシウムは不足し、腸管でのカルシウム吸収も低下するため、血清カルシウム濃度は低下しやすくなります。一時的に血清カルシウム濃度が低下を示すことで骨吸収が亢進し、骨のカルシウムが血中に放出されます。そのため骨粗しょう症でも血清カルシウム濃度は正常に保たれますが、カルシウムの摂取不足が改善されなければ骨粗しょう症が進みます。

(7) ○

解説　脆弱性骨折とは、骨量の減少に伴って骨の強度が低下することにより、ほんの少しの弱い力がかかった場合に生じる骨折をいいます。ちょっとした転倒によって受ける軽微な外力のほか、せきやくしゃみの際にかかる負荷、自分の体重の重みによる負荷といった、とくに意識しないような外力でも起こることがあります。

(8) ○

解説　骨密度と脆弱性骨折の既往の有無は、原発性骨粗しょう症の診断基準となります。

（9）✕

解説 骨密度が、若年者の平均骨密度（YAM）の70％以下の場合を原発性骨粗しょう症と診断します。ただし、脆弱性骨折がみられる場合には、80％未満で骨粗しょう症と診断されます。また、脆弱性骨折の中でも、椎体圧迫骨折と大腿骨近位部骨折の場合には、骨密度に関係なく骨粗しょう症と診断されます。

（10）◯

解説 カルシウムは体内でつくることができない栄養素のため、食物から摂取する必要があります。小児期は最も多くカルシウムが必要な時期であり、この時期に不足すると将来的に骨粗しょう症になるリスクが高まるとされています。

2

（1）4

解説 ビタミンKは、骨の形成や血液凝固因子の合成に必要な栄養素です。納豆や小松菜、ほうれん草などの緑色野菜に多く含まれており、摂取が推奨されます。

（2）1

解説 老年期の運動不足や寝たきり生活などは、原発性骨粗しょう症の原因となります。

（3）1

解説 納豆には骨の形成に役立つビタミンKが非常に多く含まれています。

（4）1

解説 カルシウム拮抗薬は、降圧薬として用いられます。ビスホスホネート製剤や女性ホルモン製剤は、骨吸収を抑制する作用を発揮します。活性型ビタミンD₃製剤は、消化管でのカルシウムの吸収を高める作用があります。

第35回　高齢者と疾患④

1

（1）◯

解説 骨の突出は褥瘡発生リスクの一つです。老年期では筋肉量が落ち、骨も変形して骨が突出しやすくなるため、褥瘡も発生しやすくなります。

（2）✕

解説 90度座位は、座位での褥瘡発生を予防する姿勢です。深く椅子に腰かけ、足関節、膝関節、股関節が90度になるように座ります。体重を大腿部の裏側全体で支えることで、体圧を分散させて褥瘡を予防します。

（3）◯

解説 長時間車椅子などに座っていると、坐骨結節部に褥瘡が好発します。車椅子への「座らせっぱなし」にも注意が必要です。

（4）✕

解説 ブレーデンスケールは褥瘡発生リスクを評価するためのスケールで、6項目を23点満点で評価します。点数が低いほど褥瘡発生リスクは高くなります。

（5）◯

解説 ブレーデンスケールの評価項目は、「知覚の認知」「湿潤」「活動性」「可動性」「栄養状態」そして「摩擦とズレ」の6つです。この項目に「骨突出」の項目を加えて評価するのがK式スケールです。

（6）◯

解説 栄養状態の悪化や血流の悪化を示す浮腫は、褥瘡発生のリスクを高める因子です。褥瘡危険因子評価では、「浮腫」のほか、「基本的動作能力」「病的骨突出」「関節拘縮」「栄養状態低下」「皮膚湿潤」の6つの項目を「あり」「なし」で評価し、1つでも認めた場合には褥瘡発生の危険ありとします。

（7）✕

解説 マッサージによる血行促進は褥瘡の予防には効果がありますが、褥瘡の発生がみられる部分にマッサージを施すと褥瘡を悪化させるため、行いません。

（8）◯

解説 タンパク質は損傷した組織の再生や筋の形成などに必要です。高齢者が少量の食事でもタンパク質やエネルギーを摂取できる高タンパク・高エネルギー食は褥瘡の予防や改善に効果的です。

（9）✕

解説 30度側臥位は、大転子部や腸骨部、仙骨部を圧迫せず、褥瘡を予防できる体位として有効です。

（10）✕

解説 創傷を乾燥させると、組織を再生する細胞のはたらきが損なわれます。ドレッシング材などによって創傷部位の湿潤環境を保ち、炎症細胞や線維芽細胞などによる創傷の治癒を妨げないことが重要です。

2

（1）4

解説 老年期では骨の変形や突出、皮膚の弾力性低下などの身体的要因のほか、食欲不振による低栄養、関節の拘縮による体動の減少などにより、褥瘡が起こりやすくなります。

（2）3

解説 外果部（外側のくるぶし）は側臥位における褥瘡の好発部位です。

（3）2

解説 褥瘡を引き起こす要因のうち、個人が有する要因を内的要因、外部からの刺激を外的要因といいます。老年期の知覚機能の低下は、褥瘡の初期症状に気づくのを遅延させる内的要因となります。運動障害や骨突出、栄養状態の低下など、高齢者は褥瘡の内的要因を多く有しているといえます。

（4）3

解説 円座（ドーナツ型クッション）は、周囲の組織の虚血を引き起こし、褥瘡発生のリスクを高めるため、使用は禁忌です。

第36回　高齢者と症状①

1

（1）✕

解説 老化により、体温調節機能は低下します。そのため高齢者では高熱になりづらく、そして一度上昇すると解熱しにくくなります。

（2）○

解説 老年期では熱産生機能や体温の保持機能が衰えるため、平熱は若年者に比べると低くなります。

（3）○

解説 老化により体力や予備力が低下している高齢者では、発熱時の安静がより重要です。

（4）✕

解説 うつ熱とは、高温の環境下にいることで体内に熱がこもり、発汗などの体温調節機能が低下することによって体温が上昇することをいいます。熱中症を引き起こすことになるため、うつ熱が生じた場合には、温度が低く、風通しのよい場所へ移動し、身体を冷やすことが重要になります。

（5）✕

解説 衣類の着過ぎや布団の掛け過ぎなどでもうつ熱が起こることがあります。その場合には、衣類や布団を減らし、熱を逃がすようにします。

（6）○

解説 筋肉には水分が多く含まれます。そのため、加齢による筋肉量の減少は、体内の水分量の減少につながり、結果的に脱水を引き起こす要因となります。

（7）✕

解説 利尿薬はその名の通り利尿を促進します。利尿が促進されることで体内の水分は減少し、脱水を起こしやすくなります。利尿薬を使用する高齢者は多いため、利尿薬を原因とする脱水には注意が必要です。

（8）✕

解説 重力により水分が下に貯まるため、浮腫は上肢よりも下肢で起こりやすくなります。

（9）○

解説 皮膚を圧迫することでさらに体液の循環を障害するため、ゆるめの衣類が適します。

（10）○

解説 浮腫によって体液の流れが滞ると、局所では腫脹による皮膚の緊張がみられます。そのため少しの刺激でも皮膚が損傷しやすくなったり、褥瘡などを引き起こしやすくなります。

2

(1) 1

解説 視床下部には喉の渇きを感じる中枢があります。老年期では加齢により渇中枢（かつちゅうすう）の感受性が低下するため、渇きを感じにくく、水分不足に陥りがちです。

(2) 2

解説 胃部への冷罨法（れいあんぽう）は、胃の蠕動運動（ぜんどう）を抑えるので嘔吐の抑制に効果的といえます。嘔吐した場合、嘔吐物を誤嚥したり、嘔吐物が気道を塞いで窒息することもあります。そのため顔を横に向けて誤嚥や窒息を予防します。口腔ケアは、さらなる嘔吐や悪心（おしん）を予防したり、口腔内細菌の誤嚥を防ぐ効果があります。

(3) 3

解説 嘔吐による大量の体液喪失は脱水の原因となります。また消化管の内容物が失われることで低栄養のリスクも高めます。

(4) 3

解説 栄養障害性浮腫は、タンパク質の不足がおもな原因です。タンパク質が不足することで、血漿中に最も多いタンパク質であるアルブミンが減少し、膠質浸透圧（こうしつしんとうあつ）が低下して浮腫を引き起こします。

第37回　高齢者と症状②

1

(1) ○

解説 高齢者の皮膚は乾燥しがちで、いわゆるドライスキンの状態です。ドライスキンの状態では、皮膚のバリア機能は低下します。またかゆみを感知する受容器は表皮と真皮の境界にありますが、乾燥により表皮が脆弱になることで受容器が刺激を感知しやすく、かゆみに対する閾値が低下するため瘙痒（そうよう）が起こりやすくなります。

(2) ×

解説 皮膚瘙痒症とは、かゆみの原因となる原発疹がないのにかゆみが存在する状態をいいます。そして皮膚瘙痒症はさらにかゆみの範囲から全身にかゆみが現れる汎発性（はんぱつせい）（全身性）と、身体の一部に現れる限局性（げんきょくせい）に分けられます。高齢者にみられる汎発性皮膚瘙痒症のうち、基礎疾患に由来しないものを老人性皮膚瘙痒症といいます。

(3) ○

解説 脂腺（しせん）で分泌される皮脂（ひし）は、皮膚の保湿に関与するため、加齢による皮脂の減少は皮膚の乾燥の原因となります。

(4) ○

解説 汎発性（全身性）の皮膚瘙痒症を引き起こす基礎疾患としては、慢性腎不全や糖尿病、痛風（つうふう）、甲状腺機能障害などがあります。腎不全により腎透析（じんとうせき）を行っている場合にも全身性の瘙痒がみられます。

(5) ×

解説 熱い湯に長時間浸かることで皮脂が失われ、瘙痒感が増します。ぬるめの湯に適度な時間入浴するのがよいでしょう。

(6) ×

解説 硫黄には皮脂の分泌を抑え、皮膚を乾燥させる作用があります。皮膚瘙痒症がある場合には使用を控えます。

(7) ○

解説 加齢により、皮膚に存在する刺激の受容器も減少します。そのため皮膚の温度覚や痛覚などは鈍くなると考えられています。

(8) ×

解説 頸椎（けいつい）や椎間板（ついかんばん）が荷重によって変形し、神経を圧迫することで痛みやしびれなどが生じる状態を頸椎症といいます。患部の腫脹はとくにみられません。

(9) ○

解説 倦怠感（けんたいかん）、いわゆるだるさは、さまざまな疾患の症状として現れるほか、ストレスなどが原因でみられることもあります。とくに身体的にも精神的にも老化の影響を受けやすい高齢者では、倦怠感が現れやすいといえます。

(10) ○

解説 表情の異なる顔のイラストで痛みの度合いを表すスケールがフェイススケールです。痛みをうまく伝えられない小児や認知症患者などでも有効なスケールです。

②

（1）4
解説　皮膚に発疹がみられる場合は皮膚瘙痒症ではなく、瘙痒性皮膚疾患として、皮膚炎や蕁麻疹、疥癬などが考えられます。

（2）1
解説　電気毛布や電気マットなどの使用は、皮膚の乾燥を悪化させる原因となります。

（3）1
解説　膣カンジダ症は、膣や外陰部にかゆみが起こる限局性皮膚瘙痒症です。

（4）4
解説　ヒゼンダニによる感染症が疥癬で、寄生数が1,000匹以下の通常疥癬と、寄生数が100万〜200万匹にものぼる角化型疥癬に分けられます。通常疥癬は約１〜２ヶ月の潜伏期間を経て発症します。赤く膨らんだ丘疹が腹部や胸部、腋窩、大腿部などに、そして結節（しこり）が外陰部などにみられ、強いかゆみがあります。角化型疥癬は４〜５日の潜伏期間を経て発症します。かゆみのない場合もありますが、皮膚の角質が増殖してふけのようになる鱗屑がみられます。皮膚による接触のほか、患者の使用した衣類や寝具、はがれおちた皮膚などによっても感染します。

第38回　高齢者と介護①

①

（1）○
解説　超高齢社会を迎え、介護に関する負担、問題を、個人や各家庭単位ではなく、社会全体で支えていくために生まれたのが介護保険制度です。

（2）○
解説　介護保険のサービス供給は、民間部門が担っています。「国民の共同連帯の理念」という言葉が介護保険法の第１条に述べられているように、官民含め社会全体で介護を支えようとするのが介護保険制度の理念です。

（3）○
解説　介護保険法の理念・目的として、利用者が自らサービスを選び決定する、ということが示されています。

（4）×
解説　介護保険の加入は40歳以上の国民すべてに義務付けられています。

（5）○
解説　介護保険制度における被保険者は、65歳以上のすべての者である第１号被保険者と、40歳以上65歳未満の医療保険加入者である第２号被保険者に分けられます。第２号被保険者は、末期がんや関節リウマチなど、老化をおもな原因とする特定の疾患（特定疾病）が原因で要介護状態になった場合に介護保険の給付を受けることができます。

（6）×
解説　介護保険の保険者は国ではなく市町村および特別区です。

（7）○
解説　介護保険を利用する場合には、まず居住地の市町村に申請し、介護が必要な状態であると認定を受ける必要があります。

（8）×
解説　介護保険サービスを利用する場合の自己負担は、原則１割です。

（9）○
解説　介護保険におけるサービスは、居宅サービス、地域密着型サービス、そして施設サービスに大きく分けることができます。そのうち、施設サービスは要介護者のみのサービスです。

（10）○
解説　在宅で行われる介護を支援するためのサービスが居宅サービスです。居宅サービスには、訪問看護・介護などにより提供される訪問型サービスや、自宅から通う人に提供される通所型サービス、短期間の入所に提供される短期入所型サービス、福祉用具のレンタルなどを支援する環境支援型サービスなどがあります。

②

（1）3
解説　介護保険制度では、１割の利用者負担は発

生しますが、基本理念は「国民の共同連帯」により社会全体で介護を支えることです。

（2）2

解説 要介護認定は、重い方から要介護2〜1、要支援5〜1、そして非該当に分けられます。判定は、まずコンピュータによる一次判定の後、介護認定審査会による二次判定で行われます。また主治医の意見書が要介護認定に必要です。

（3）1

解説 介護老人福祉施設（特別養護老人ホーム）

は、施設サービスです。

（4）4

解説 介護保険の利用者を支援するための知識とスキルを有する資格が介護支援専門員（ケアマネジャー）です。国家資格ではなく都道府県知事により認められる公的資格です。受験資格は医師や歯科医師、看護師、介護福祉士などの有資格者で5年以上の実務経験をもつ人や、福祉関係の職業に10年以上かつ、1800日以上業務に従事する、といった条件に当てはまる人に限られます。訪問看護指示書を作成できるのは医師です。

第39回　高齢者と介護②

1

（1）×

解説 介護老人保健施設は、リハビリテーションにより在宅での生活復帰を目的としています。入居者の状態から在宅復帰が可能かをおよそ3ヶ月毎に判断し、多くの場合は3ヶ月〜1年程度で退居します。一方、在宅で生活することが困難な要介護者が終生利用できる施設が介護老人福祉施設、いわゆる特別養護老人ホームです。

（2）○

解説 介護老人保健施設の人員基準では、入所定員100人当たり、看護職員は9名、介護職員は25名とされています。

（3）○

解説 介護老人福祉施設では、入浴や排泄、食事等の日常生活上の支援、そして機能訓練、健康管理および療養上の世話が行われます。

（4）×

解説 夜間でも職員が常時1名以上常駐します。

（5）×

解説 グループホームでは、光熱費を含む、衣食住に関する費用は利用者の負担となります。

（6）○

解説 介護老人保健施設には、常勤の医師1名の配置が義務付けられています。介護老人福祉施設では、非常勤でもかまわないとされています。

（7）○

解説 レスパイト（休息）ケアとは、介護する者の負担や介護疲れを軽減するためのものです。介護者が一時的に介護から解放されるよう、代理の機関や公的サービスなどが一時的に高齢者の介護を行います。

（8）×

解説 平成30年版の高齢社会白書によれば、要介護者等について介護が必要になったおもな原因として最も多いのは認知症で、次に脳血管疾患（脳卒中）、高齢による衰弱、そして骨折・転倒と続きます。

（9）○

解説 介護負担には、身体的負担や精神的負担のほか、経済的な負担なども含まれます。介護により自らの生活や仕事に制限がかかったり、経済的な負担を強いられるほど介護負担が大きくなるといえます。

（10）○

解説 一定の研修を修了した介護職員は、たんの吸引や経管栄養を実施することができます。

2

（1）2

解説 介護老人福祉施設への入所は市町村の措置ではなく、希望者の申請で行われます。医師は非常勤でもよく、看護職員は入所者100人につき3人とされています。

（2）3

解説 訪問看護は在宅で介護を受ける者を対象としているため、在宅への復帰を目的とする介護老人

保健施設ではサービスを受けることはできません。

（3）3

解説　介護者の年齢は年々高くなり、老々介護が問題になっています。被介護者との続柄で最も多い介護者は配偶者です。介護者のおよそ2～3割が終日介護にあたっており、介護のために転職する、あ

るいは仕事を辞めるといった問題も尽きません。

（4）4

解説　介護福祉士および一定の研修を受けた介護職員等は、一定の条件の下で、たんの吸引、そして経管栄養（胃瘻、腸瘻、経鼻経管栄養）を実施することができます。

第40回　在宅高齢者への看護と介護

（1）○

解説　在宅療養支援診療所とは、在宅療養をする人のため、その地域において責任をもって診療にあたる診療所のことをいい、24時間体制の往診や訪問看護が可能になっています。

（2）×

解説　療養通所介護は、介護保険の適用を受ける通所介護です。一般の通所介護では、医療的処置が必要な人の利用は制限されますが、療養通所介護では、医療的なケアや観察が必要な人でも利用可能です。

（3）×

解説　介護予防プログラムは、健康な高齢者であっても受けることができます。

（4）×

解説　医薬品の処方は在宅であっても医師しか行うことはできません。

（5）×

解説　訪問看護指示書は、主治医が交付します。

（6）○

解説　訪問看護は介護保険と医療保険の両方の適用を受けることができます。ただし介護保険では、自己負担は原則1割、利用回数は支給限度額の範囲なら何回でも利用可能、といった特徴があるのに対し、医療保険の自己負担は1～3割、利用回数も週に3回までと違いがあります。

（7）○

解説　介護保険制度における自己負担は原則1割です。

（8）×

解説　介護保険を利用する場合には、支給限度額

の範囲内であれば何回でも利用可能です。

（9）○

解説　訪問看護の現場では、療養生活の援助のほか、病状の観察や医療処置なども行われます。実施される医療処置には、中心静脈栄養のほか、ドレーンチューブの管理、人工呼吸器の管理、褥瘡の予防・処置、薬物を用いた疼痛管理などがあります。

（10）×

解説　訪問看護師が実施する医療処置には、膀胱留置カテーテルの交換・管理も含まれています。

2

（1）2

解説　1994年に策定、翌年に実施された新ゴールドプラン（新・高齢者保健福祉推進十か年戦略）は、在宅介護の充実を目指し、訪問看護サービスを創設しました。それをさらに推し進めたのが1999年策定、翌年実施のゴールドプラン21（今後5か年間の高齢者保健福祉施策の方向）で、グループホームが開設されました。オレンジプラン（認知症施策推進5か年計画）は認知症の人たちを支えるために2015年に策定されました。

（2）4

解説　介護認定は介護認定審査会が行います。

（3）1

解説　療養通所介護の事業所の管理者は看護師です。また管理者とは別に常勤、専従の看護師1名以上の配置も義務付けられています。

（4）3

解説　看護師や医師、介護職、リハビリ専門職など、多職種が意思を統一し、同じ目標をもって活動することが大切です。